しっかり食べてラクやせ！

具だくさん
ヘルシースープ

しょーはる夫婦

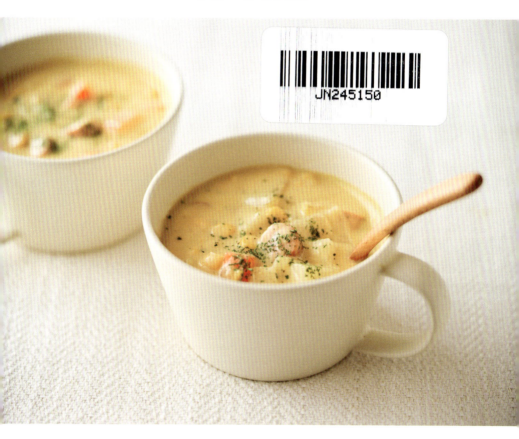

扶桑社

**はじめに　具だくさんヘルシースープで
夫が3カ月で−9kgの減量に成功しました！**

こんにちは。
「しょー（夫）」と「はる（妻）」の夫婦で活動している、しょーはる夫婦です。
普段は主にInstagramでダイエットレシピを発信しています。
私たちがSNSを始めるようになったきっかけのひとつに夫のダイエットがあります。

学生時代はサッカー部に所属し、もともとスポーツマンだった夫ですが、
社会人になり、連日遅くまで働く生活がスタート。
結婚後は家庭料理がおいしかったこともあり、
夜寝る前にカレーやから揚げなど、好きなものを好きなだけ食べるように。
さらに大の甘党だったため、間食や食後にチョコレートや
菓子パンなどをたくさんつまんでいました。
その結果、気がつけば20kgも増量。

「さすがにマズいかも……」と体型を気にするようになった夫。
その様子を見かねた妻は、栄養学を学び、夫の食生活を改善しようと決意。
そこで始めたのがスープを取り入れたダイエットです。

スープは具材を切って煮るだけなので調理が簡単。
さらに一皿で野菜やたんぱく質がたっぷりとれてヘルシーなうえ、
夜遅くに食べても消化がよく、汁ものなので満腹感を得られやすいなど
メリットがたくさん！

偏った食事やムリなダイエットはリバウンドしやすいので、
朝と昼は普通に食べ（もちろんハイカロリーな食事は避ける）、
夜をスープとごはん（炭水化物）だけ食べる食生活に変えたところ
運動なしで体重が82kgから73kgに、3カ月で-9kgの減量に成功しました！

この本では夫が、ダイエット中に毎日食べて、
今もリバウンドをせず体型をキープしている
具だくさんなヘルシースープをたくさん紹介しています。
レシピはどれも身近な材料で簡単に作れるものばかり。
さらになるべく数多くの食材を使用し、
一杯でも栄養バランスがととのうよう工夫しています。

この本が少しでも「健康的にやせたい」と思っている人の
お役に立てたらうれしいです。

しょーはる夫婦

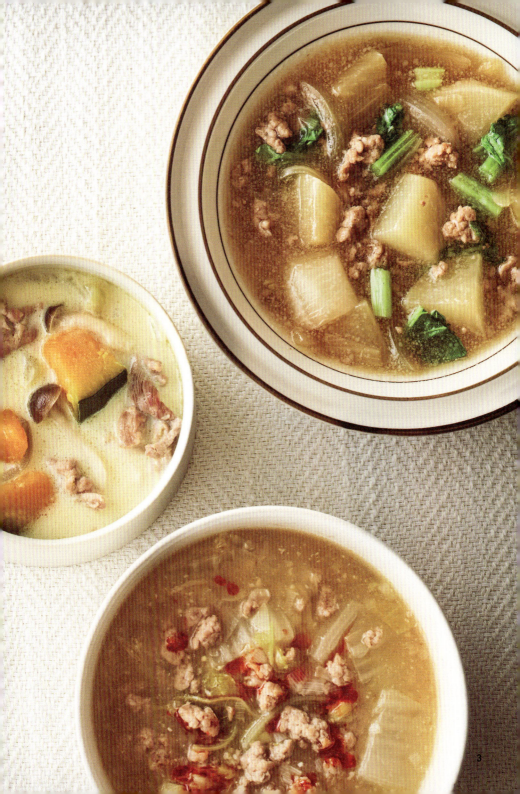

CONTENTS

- 2 はじめに
- 6 具だくさんヘルシースープを食べるとこんないいコト！
- 8 しょーはる夫婦のダイエット中の食事ポイント
- 9 スープだけで満腹になる！食べ方のコツ
- 10 具だくさんヘルシースープ 基本の作り方
- 12 しょーはる夫婦のスープとダイエットQ&A

PART1
人気の具だくさん ヘルシースープ BEST10

- 14 担々キャベツスープ
- 16 鶏五目スープ
- 18 コーンチャウダー
- 19 かぶとそぼろのあんかけスープ
- 20 なめこと豆腐の中華スープ
- 21 豚肉とこんにゃくの和風スープ
- 22 鶏肉のねぎ塩スープ
- 24 麻婆白菜スープ
- 26 かぼちゃの豆乳スープ
- 27 あったかしょうがスープ
- 28 COLUMN 妻も産後ダイエットに成功しました！

PART2
たんぱく質たっぷり！ 肉が主役のスープ

鶏肉
- 30 鶏肉と桜えびのスープ
- 32 鶏のトマトみそスープ
- 33 鶏肉の切り干し大根スープ
- 34 塩ちゃんこスープ
- 35 鶏肉のゆずこしょうスープ
- 36 参鶏湯
- 37 鶏とちくわの春雨スープ
- 38 トマトチキンスープ
- 39 おいもとチキンのスープ

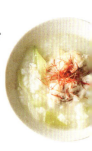

豚肉
- 40 肉巻きトマトスープ
- 42 ちゃんぽんスープ
- 43 ピリ辛豚ブロ豆乳スープ
- 44 豚の卵おろしスープ
- 45 豚にらキムチスープ
- 46 カムジャタン
- 47 ビビンパスープ
- 48 豚肉とたけのこの中華スープ
- 49 豚肉の和風カレースープ

ひき肉
- 50 麻婆しらたきスープ
- 52 白菜と鶏団子の春雨スープ
- 53 包まないワンタンスープ
- 54 鶏そぼろの塩麹スープ
- 55 ハンバーグスープ
- 56 チリコンカンスープ
- 57 担々もやしスープ

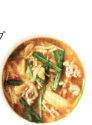

- 58 COLUMN ソッコー作れる！レンチンスープ10

PART3

うまみがアップ！
魚介・卵・豆腐が主役のスープ

魚介

64 えびとブロッコリーの豆乳スープ

66 えび団子とレタスのスープ

67 白身魚のチゲスープ

68 トムヤムクン

69 和風クラムチャウダー

70 鮭とレモンのスープ

71 さば缶のミネストローネ

卵

72 とろたま中華スープ

74 豚にらたまスタミナスープ

75 きのこたっぷりデトックス卵スープ

76 ツナとわかめの卵スープ

77 巣ごもりスープ

豆腐

78 厚揚げのあんかけスープ

80 豆腐とめかぶの和風スープ

81 丸ごと豆腐スープ

82 厚揚げのコクうまスープ

83 辛くない白いスンドゥブ

84 **COLUMN**

かさ増しで大満足！ ヘルシーおかず

PART4

しみじみおいしい！
野菜が主役のスープ

葉野菜

90 白菜のうまとろスープ

92 小松菜と餃子のスープ

93 八宝菜スープ

94 チンゲン菜と鶏肉のうま塩スープ

95 温活キムチスープ

96 ピリ辛みそキムチスープ

97 キャベツとさつま揚げのスープ

実もの野菜

98 もやしとコーンのみそバタースープ

100 トマたまスープ

101 たっぷりなすのキーマスープ

根菜・いも類

102 さつまいものコンソメスープ

104 れんこんポタージュ

105 じゃがコーンスープ

106 里いものコクうまスープ

107 大根と鶏のスープ

108 韓国風けんちん汁

109 ごぼうと牛肉のスープ

110 食材別 INDEX

この本の使い方

○ 計量単位は大さじ1=15㎖、小さじ1=5㎖としています。

○ 栄養価は主に『日本食品標準成分表2020年版[八訂]』を基に算出しています。

○ 電子レンジは600Wを基本としています。500Wの場合は加熱時間を1.2倍に、700Wの場合は0.8倍を目安に調整してください。

○ 野菜類はとくに記載していない場合、洗浄と皮むきを済ませた状態で調理をしています。

1人分 307 kcal

糖質 10.3 g
たんぱく質 21.5 g

1食分のカロリー、糖質量、たんぱく質量を記載しています。メニューを決めるときの参考にしてください。

具だくさんヘルシースープ

本書で紹介している具だくさんヘルシースープは、体にうれしい効果がたくさん！
どんな特徴があるのかチェックしてみましょう。

1 具だくさんだから一杯で大満足

やせたいからといって、ムリな食事制限をするだけでは、すぐにおなかがすいてしまい、長続きしません。その点、本書で紹介しているスープはどれも具だくさんで、食べ応えもあり、よく噛むことで満腹中枢を刺激するため、食べ過ぎを防ぎます。

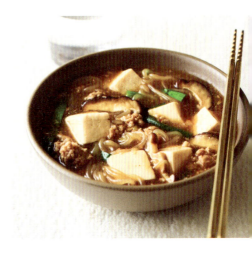

2 たんぱく質と野菜がたっぷりとれる

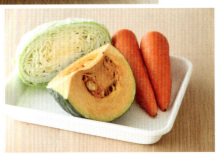

ダイエットは食事量を減らすだけではNG。たんぱく質をしっかりとることで筋肉を落とさず、代謝をキープできます。不足しがちなビタミン・ミネラルは野菜で摂取を。具だくさんのスープなら、たんぱく質と野菜をたっぷり手軽にとることができます。

を食べるとこんないいコト！

3 食物繊維をムリなく摂取できる！

効率よくやせるためには、食物繊維を積極的にとることも大切です。食物繊維は腸内環境をととのえるほか、満腹感が長続きして食べ過ぎを防ぐ働きも。きのこや海藻、豆類などの食材に多く含まれています。

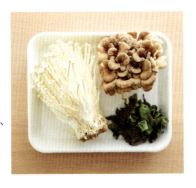

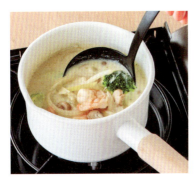

4 スープだから消化がいい！

具材をじっくりコトコト煮込んで作るスープは、食べやすく消化がいいのが特徴です。食材のうまみや栄養がスープに溶け出し、胃や腸の負担を減らすことができるため、毎日でも続けやすいのがメリット。スープごと食べるから栄養も丸ごと取り入れられます。

5 味のバリエーションも豊富だから飽きずに続けられる！

毎日同じ味のスープだと、飽きてしまいがち。本書では、具材はもちろん、味のバリエーションも豊富！ 和、洋、中、エスニック味をはじめ、豆乳、みそ、トマト、キムチ、カレー味まであるので、その日の気分でスープを替えて食べてみましょう。

 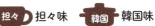

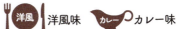

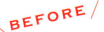

しょーはる夫婦の
ダイエット中の食事ポイント

食生活を改善しただけで、3カ月で-9kgの減量に成功！
夫がダイエット中に実践していた、食事のポイントを紹介します。

朝・昼は普通に食べ、夜はスープとごはんを食べる

夫のダイエット中の食生活は、朝、昼は食べ過ぎない程度に食べ（栄養バランスは意識し、ハイカロリーなものは避ける）、夜はごはん一杯と具だくさんヘルシースープを食べるというもの。スープダイエットというと、食事をスープだけに置き換えるイメージをもつ方も多いと思いますが、炭水化物抜きの食事は長期的な視点で見ると、太りやすい体質になってしまう場合も。夫は必ずスープと一緒に炭水化物も食べていました。スープは毎日同じものではなく、1週間の中で肉や魚、大豆製品などいろいろな食材がとれるよう工夫。とくにたんぱく源となる食材は、高たんぱく低脂質のものを選ぶようにしていました。鶏肉なら皮を取って調理することでむね肉だけでなく、もも肉もOKに。豚肉ならバラ肉など脂身の多い部位を避けてロースやもも肉などをチョイス。魚の脂質は体にいいので積極的に摂取。野菜はその季節の旬のものをメインに、根菜、葉野菜、きのこ類などのなかからなるべく数種類使うように。さまざまな食材からバランスよく栄養をとることで、健康的にやせることができました！さらに体調や肌の調子、便通なども改善し、ダイエットにチャレンジして本当によかったと思っています。

太っていた頃の食事

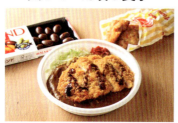

好きなように食べていた頃のメニュー。カレーや揚げ物などがっつりしたものが好きで、なかでもカツカレーが大好物。メインの食事に加え、から揚げなどのスナックや、チョコレートなどの甘いものもおなかがすくたびに食べていました。

ダイエット中の食事

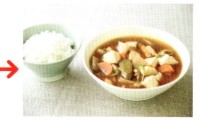

ダイエット中の夕食は、具だくさんのヘルシースープとごはん茶碗一杯分だけ。スープは大き目の器にたっぷりよそっていました。食べ応えのある野菜と肉や魚介を使ったスープを食べることで、しっかり噛んで満足感もアップ！

スープだけで満腹になる！
食べ方のコツ

今まで好きなものを食べていたのに、いきなりスープ生活にするのはおなかがすかないか心配な人も多いはず。食べ方のコツを覚えましょう。

1
よく噛んで食べる

スープとごはんだけだからこそ、意識してほしいのがよく噛むこと。ひと口につき、20〜30回は噛むことを目標にしてみましょう。スープの具材は大きめに切ったり、少し歯応えが残るぐらいに煮たりすると、自然によく噛むようになります。

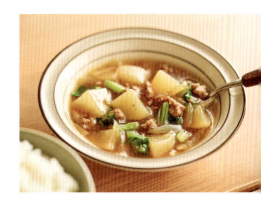

2
先にスープから食べ始める

ごはんを先に食べると血糖値が急激に上昇するため、最初にスープを食べるのがおすすめです。スープを先に食べることで野菜やきのこから食物繊維を摂取することができ、血糖値の上昇を抑えます。また、水分を先におなかに溜めることで食べ過ぎの防止に。

3
おかわりはスープにする

どうしてもおなかが満たされないときは、ごはんではなく、スープをおかわりするようにしましょう。他のおかずが食べたくなるかもしれませんが、そこはグッとがまん。スープを食べるとしても、くれぐれも食べ過ぎに注意しましょう。

4
炭水化物は抜かない

糖質オフダイエットが流行ったこともあり、炭水化物＝太るというイメージをもっている方も多いと思いますが、炭水化物を抜くと基礎代謝の低下を招き、やせにくい体質になってしまう場合も。食事はスープだけでなく、ごはんも一緒にとることが大切です。

5
間食は果物にする

菓子パンやから揚げ、スナック菓子、チョコレートなどの間食をキウイやりんごなどの果物に替えるだけ！ ビタミンやミネラル、食物繊維の補給になり、甘みもあるのでおすすめです。そのほか干しいもやおにぎりなどの糖質をとることも。

具だくさんヘルシースープ

1 肉や魚介を炒める

まずは、鍋に油を中火で熱し、肉や魚介を入れ、色が変わるまで炒めます。スープの種類によっては炒めず、そのまま煮込み始めることも。

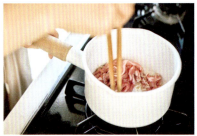

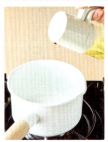

油はスプレーで吹きかけると、さらにカロリーダウン！

2 火の通りにくい野菜を炒める

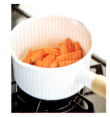

肉や魚介の表面の色が変わったら、にんじん、大根などの火の通りにくい野菜を入れて炒めます。

3 残りの野菜を入れる

野菜に油が回ったら、残りの野菜を加えます。野菜が鍋からはみ出すこともありますが、火にかければ大丈夫。

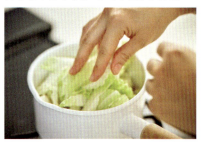

スープのベースについて

本書で紹介しているスープは、よりラクに簡単においしく作ってもらうために、和風のスープにはめんつゆや白だし、塩麹やしょうゆ麹を、洋風のスープにはコンソメ（顆粒）を、中華風、エスニックのスープには鶏がらスープの素（顆粒）、牛だし（顆粒）を使っています。なるべく無添加のものを選ぶようにしています。

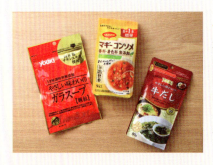

基本の作り方

ダイエット中だからこそ、おいしく作りたい！
しょーはる夫婦に教わる
スープ作りの基本をご紹介します。

4 しんなりするまで炒める

鍋底から全体をひと混ぜして、しんなりするまで炒めます。ここで少し野菜のかさが減ります。

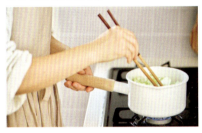

6 ふたをして煮る

煮立ってきたら、ふたをして弱火で具材がやわらかくなるまで煮ます。

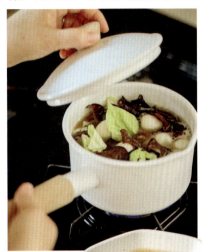

5 残りの具材、水、調味料を加える

残りの具材を入れて水を加え、スープの素、調味料を加えて全体をひと混ぜします。

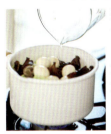

できあがり！

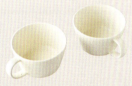

八宝菜スープ（P93）

道具について

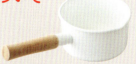

いつも愛用している野田琺瑯のソースパン。ホーローで口径14cmの気軽に使えるサイズで2〜3人分のスープが作れます。ふたつきのものを選びましょう。

ほっこりとしたフォルムがかわいいスープカップ。260mlが入る大きめタイプなので、具だくさんでもたっぷり盛りつけられます。

しょーはる夫婦の
スープとダイエット Q&A

スープでダイエットするにあたって気になることを
しょーはる夫婦に、お聞きしました！

Q ダイエット中以外の人もヘルシースープを飲んでもいいですか？

A 本書のスープは、たんぱく質やビタミン・ミネラルがしっかりとれて健康的なので、ご家族の方も積極的に召し上がっていただけます。いわゆるダイエット料理のようなもの足りなさを感じないよう、味つけも工夫しているので、世代を問わず食べやすいはず。ダイエット中ではないご家族が召し上がる場合は、スープとごはんに加えて、おかずを一品添えるとよいでしょう。

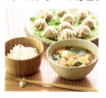

Q 食生活以外でダイエット中意識していたことは？

A 食事と同様、睡眠もとても大切です。睡眠不足が続くと、食欲をコントロールするホルモンに影響を及ぼすと言われています。忙しい中でしっかり睡眠時間を確保するのは難しいですが、あらかじめ寝る時間を決めて、逆算して行動するのがおすすめ。夕飯は寝る2〜3時間前までに済ませておくとよいでしょう。

Q 毎日同じスープでもいいですか？

A 健康的にやせるためには、いろいろな食材から栄養をとることが大切です。いくらヘルシーとはいえ、1種類のスープだけ飲み続けると栄養が偏ってしまいます。この本では、毎日おいしく食べられるよう、肉や魚介、大豆製品などの具材や、韓国風や洋風など味のバリエーションを豊富に紹介しています。「今日は鶏五目スープにしたから、明日は白身魚のチゲスープにしよう」など、なるべくいろいろな種類のスープを試してみてください。

Q カロリーや糖質は気にしていましたか？

A 糖質は体のエネルギー源となる大切な栄養素。お菓子などの糖質は避けて、いも類や果物などの糖質はダイエット中も積極的に摂取しましょう。カロリーもとり過ぎないほうがいいですが、制限し過ぎるのも健康のためにはNG。本書のレシピはややカロリーが高いものもありますが、その翌日に作るスープはカロリー控えめにするなど、前後でバランスをとれば問題ありません。

PART 1

人気の具だくさん
ヘルシースープ

BEST 10

Instagramでもとくに反響の大きかったスープをご紹介。
たんぱく質食材と野菜がたっぷりで、
スープなら栄養も余すことなくいただけます。
味のレパートリーを広げることが飽きずに続けるコツ！

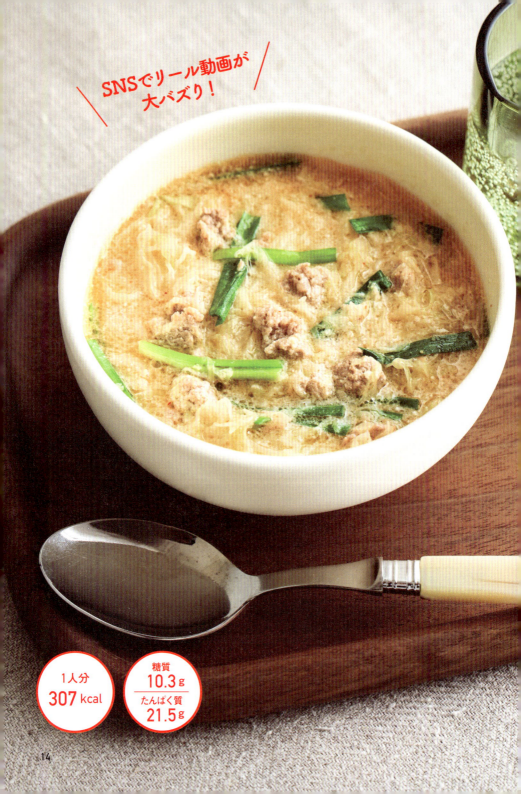

担々キャベツスープ 担々

豆乳と白すりごまでヘルシーなのに濃厚な味わい！
たっぷりのキャベツで食物繊維がとれて、満腹感もアップ。

材料（2人分）

豚ひき肉…150g
キャベツ（スライサーなどでせん切り）…200g
にら（5cm長さに切る）…2本
しょうが（すりおろす）…1かけ
豆板醤…小さじ1
A｜水…200ml
　｜鶏がらスープの素（顆粒）、みそ
　｜　…各大さじ1
　｜しょうゆ…小さじ1

無調整豆乳…200ml
白すりごま…大さじ2
ごま油…小さじ1

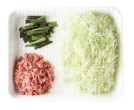

作り方

1 鍋にごま油を弱火で熱し、しょうが、豆板醤を炒める。香りが立ったらひき肉を加えて中火で炒める。

2 肉の色が変わってきたら（a）キャベツを加えて炒める。キャベツがしんなりしたらAを加え、煮立ったらふたをして弱火で5分ほど煮る。

3 火を止めて無調整豆乳、白すりごま、にらを加え、豆乳が沸騰しないように弱火で加熱する（b）。

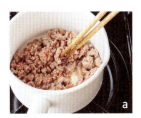

ひき肉はパラパラとほぐすように炒める

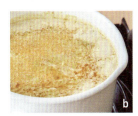

豆乳が沸騰してしまうと口当たりが変わってくるので火加減に気をつけて

MEMO

牛乳より低カロリーな豆乳は、植物性たんぱく質の摂取にも○。無調整タイプがおすすめ

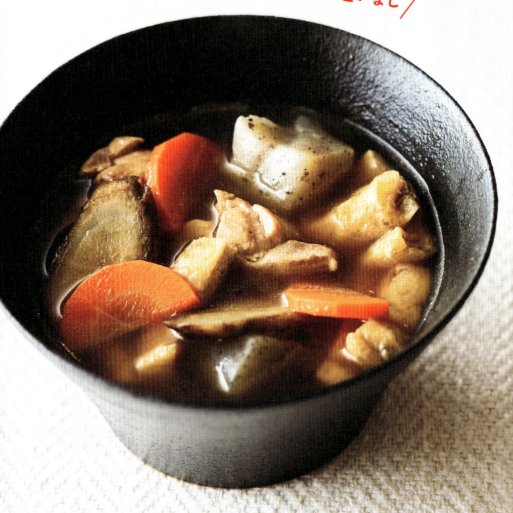

鶏五目スープ 和風

鶏肉や野菜のうまみが溶け込んだ、和のホッとする味わい。
根菜は歯応えがあり、咀嚼(そしゃく)も増えるので満足感につながります。

材料（2人分）

鶏もも肉（皮を除いてひと口大に切る）…100g
にんじん（5mm厚さの半月切り）…1/3本
ごぼう（斜め薄切り）…10cm
油揚げ（細切り）…1枚
こんにゃく（アク抜き済み・スプーンでひと口大にちぎる・a）…100g

A｜水…400ml
　｜めんつゆ（3倍濃縮）…大さじ2
　｜しょうゆ、酒…各大さじ1
　｜みりん…小さじ1

ごま油…小さじ1

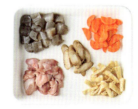

作り方

1. 鍋にごま油を中火で熱し、鶏肉を炒める。
2. 肉の色が変わってきたらにんじん、ごぼう、油揚げ、こんにゃく、Aを加え（b）、煮立ったらふたをして弱火でにんじんとごぼうがやわらかくなるまで煮る。

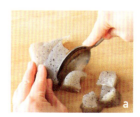

スプーンでちぎると、表面積が増えて味がしみ込みやすい

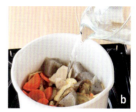

水と調味料は同時に加えて、コトコト煮込むだけ！

MEMO

鶏肉の皮は取り除くと、カロリーと脂質を大幅にカットできる。手でつかんで引っ張ればOK

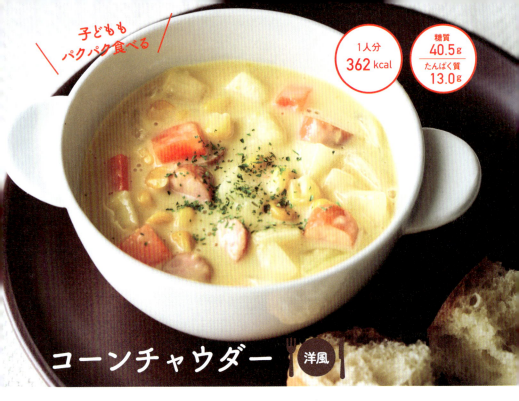

子どももパクパク食べる

1人分 362 kcal
糖質 40.5g
たんぱく質 13.0g

コーンチャウダー 洋風

コーンクリーム缶を使って、お手軽に作れるチャウダー。
ダイエット中に食べられる濃厚でコクのある味わいに大満足！

材料（2人分）

コーン（冷凍）…120g
玉ねぎ（さいの目切り）…½個
にんじん（さいの目切り）…¼本
じゃがいも（さいの目切り）…1個
ウインナーソーセージ
　（1cm幅に切る）…3本
米粉…大さじ1
A｜水…100㎖
　｜コーンクリーム缶…1缶（190g）
　｜無調整豆乳…200㎖
　｜コンソメ（顆粒）…大さじ1
オリーブ油…小さじ1
ドライパセリ…適量

作り方

1. 鍋にオリーブ油を中火で熱し、玉ねぎ、にんじん、じゃがいも、ソーセージを炒める。
2. じゃがいもが透き通ってきたら米粉を加え、粉っぽさがなくなるまで弱火で炒める。コーン、Aを加えて軽く煮る。
3. 器に盛り、ドライパセリをふる。

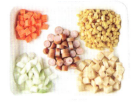

かぶとそぼろのあんかけスープ

しょうゆベースのあんかけスープはしみじみとしたおいしさ。
かぶには炭水化物の消化を助けるアミラーゼが豊富です。

材料（2人分）

豚ひき肉…100g
かぶ（ひと口大に切る）…2個
かぶの葉（1cm長さに切る）…適量
玉ねぎ（薄切り）…½個
A｜水…400ml
　｜めんつゆ（3倍濃縮）…大さじ2
　｜しょうゆ、みりん…各大さじ1
水溶き片栗粉
　…片栗粉大さじ1＋水大さじ1
米油…小さじ1

作り方

1. 鍋に米油を中火で熱し、ひき肉を炒める。
2. 肉の色が変わってきたらかぶ、玉ねぎを加えてしんなりするまで炒め、Aを加える。煮立ったらふたをして弱火で5分ほど煮る。水溶き片栗粉、かぶの葉を加え、ひと煮立ちさせる。

MEMO
かぶは葉と実で含まれる栄養素が異なる。葉はビタミンやカロテンが豊富なので、あれば使って

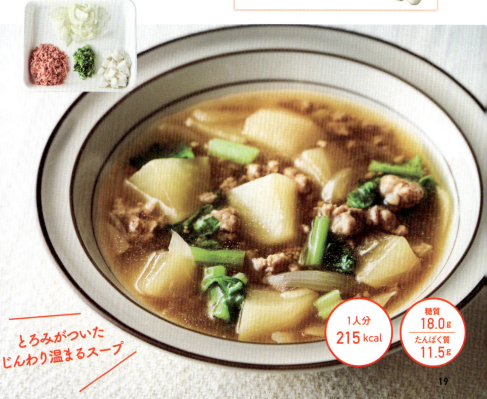

とろみがついた
じんわり温まるスープ

1人分 215 kcal
糖質 18.0g
たんぱく質 11.5g

なめこと豆腐の中華スープ 中華

ツルンとしたなめこの食感がやみつきに！
豆腐や卵などのリーズナブル食材でたんぱく質をしっかり摂取。

1人分 **112 kcal**
糖質 **4.6g**
たんぱく質 **8.9g**

なめこをみそ汁以外の汁ものにアレンジ

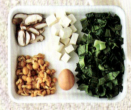

材料（2人分）

- なめこ（軽く水洗いする）…1袋（100g）
- 絹ごし豆腐（2cm角に切る）…100g
- 小松菜（1cm長さのざく切り）…1株
- しいたけ（薄切り）…2枚
- 卵（溶きほぐす）…1個
- 水…400㎖
- 鶏がらスープの素（顆粒）
  …大さじ1½
- しょうゆ…小さじ1
- ごま油…適量

作り方

1 鍋に卵とごま油以外のすべての材料を入れ、中火にかける。煮立ったらふたをして弱火で5分ほど煮る。

2 溶き卵を回し入れ、ふんわり浮いたら火を止め、ごま油を回しかける。

MEMO
絹ごし豆腐はカリウムが豊富なので、むくみの改善や高血圧の予防が期待できる

豚肉とこんにゃくの和風スープ

味がしみたこんにゃくと大根がしみじみおいしい！
きのこやこんにゃくで食物繊維がたっぷりとれて、満腹感も◯。

材料（2人分）

豚こま切れ肉
　（大きいものはひと口大に切る）…100g
こんにゃく（アク抜き済み・
　スプーンでひと口大にちぎる）…70g
大根（5mm厚さのいちょう切り）…100g
えのきだけ（半分の長さに切る）…½袋
A 　水…400mℓ
　　めんつゆ（3倍濃縮）…大さじ1½
　　しょうゆ、みりん…各大さじ1
ごま油…小さじ1
小ねぎ（小口切り）、一味唐辛子…各適量

作り方

1. 鍋にごま油を中火で熱し、豚肉を炒める。肉の色が変わってきたら大根、えのきだけ、こんにゃくを加えて5分ほど炒める。
2. Aを加え、煮立ったらふたをして弱火で大根がやわらかくなるまで煮る。
3. 器に盛り、小ねぎを散らし、一味唐辛子をふる。

夜遅くても罪悪感なしで食べられる

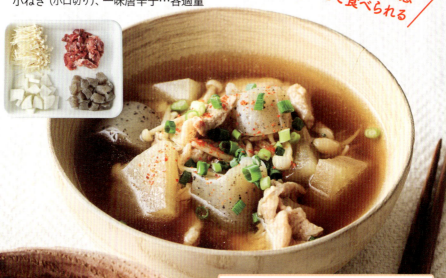

1人分 189 kcal
糖質 10.1g
たんぱく質 11.7g

MEMO

こんにゃくの主成分であるグルコマンナンは水溶性の食物繊維で、腸内環境をととのえる働きも

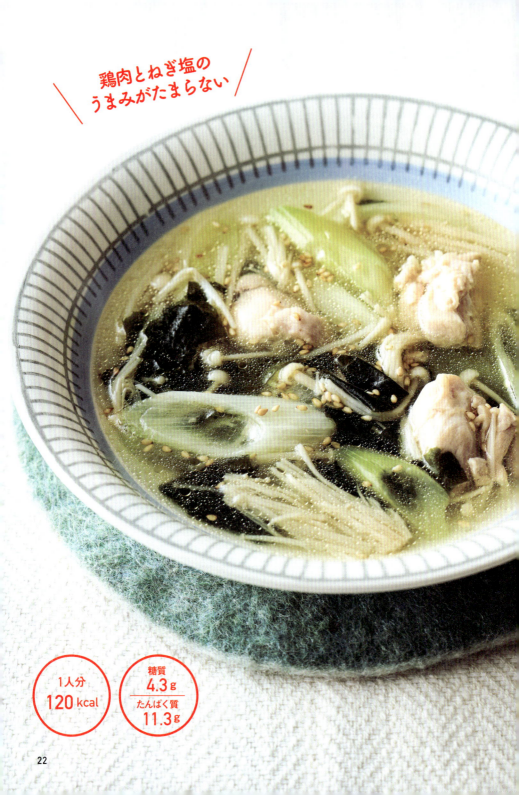

鶏肉のねぎ塩スープ 中華

長ねぎとごまの風味が相性抜群。
食物繊維が豊富なわかめとえのきだけで、おなかもすっきり。

材料（2人分）

鶏もも肉（皮を除いてひと口大に切る）…100g
長ねぎ（1cm幅の斜め切り）…½本
わかめ（乾燥）…2g
えのきだけ（半分の長さに切る）…½袋
A｜水…400㎖
　｜鶏がらスープの素（顆粒）、酒…各大さじ1
　｜塩…少々
米油…小さじ1
白いりごま、ごま油…各適量

作り方

1 鍋に米油を中火で熱し、鶏肉を炒める。

2 肉の色が変わってきたら（a）長ねぎ、わかめ（b）、えのきだけ、Aを加え、煮立ったらふたをして弱火で8分ほど煮る。ごま油を回し入れて火を止める。

3 器に盛り、白いりごまをふる。

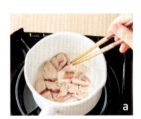
全体的に色が変わってくるまで炒める

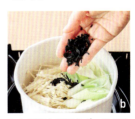
わかめは水で戻さず、そのまま入れてOK！

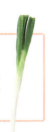

MEMO
長ねぎは血行を促進して体を温める食材で、青い部分はβ-カロテンが豊富。余すことなく活用を

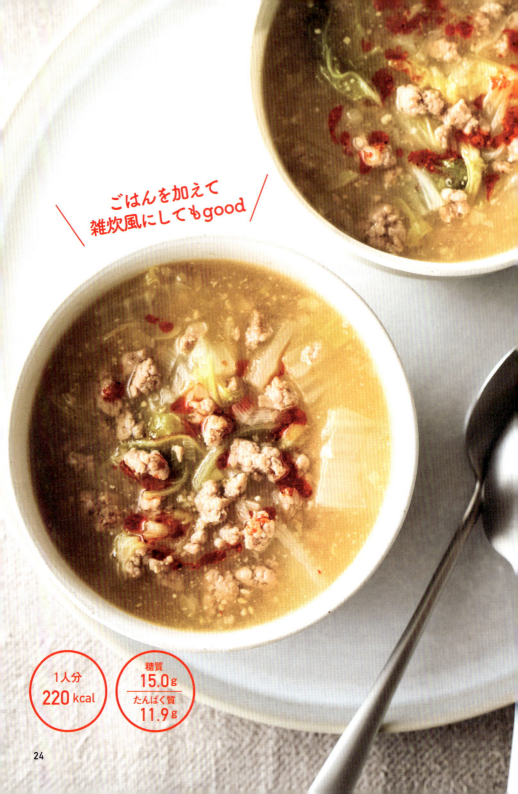

麻婆白菜スープ 中華

トロッと煮込まれた白菜が美味。
唐辛子の辛みは、脂肪燃焼効果が期待できます。

材料（2人分）

豚ひき肉…100g
白菜（ざく切り）…150g
長ねぎ（みじん切り）…½本
しょうが、にんにく（各すりおろす）
　…各1かけ
豆板醤…小さじ1
A｜水…400㎖
　｜鶏がらスープの素（顆粒）、
　｜　みりん、酒、みそ…各大さじ1

水溶き片栗粉
　…片栗粉大さじ1＋水大さじ1
ごま油…小さじ1
ラー油（好みで）…適量

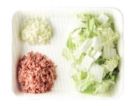

作り方

1 鍋にごま油を弱火で熱し、しょうが、にんにく、豆板醤を炒める。香りが立ったらひき肉を加えて中火で炒める。肉の色が変わってきたら白菜を加えてさらに炒める（a）。

2 長ねぎ、Aを加え、煮立ったらふたをして弱火で白菜がやわらかくなるまで煮る。水溶き片栗粉を加えて（b）ひと煮立ちさせる。

3 器に盛り、好みでラー油をかける。

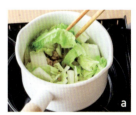

ひき肉のうまみが白菜になじむように炒める

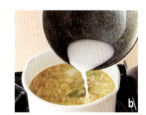

片栗粉がダマにならないようにしっかりと水に溶かす

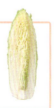

MEMO
カリウムが豊富な白菜は、むくみ解消に○。塩分のとり過ぎを調整するので高血圧予防にも

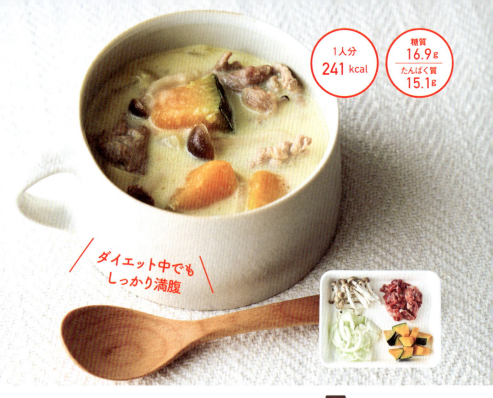

かぼちゃの豆乳スープ 豆乳

ホクホクかぼちゃの甘みがやさしい。
かぼちゃに含まれるビタミンEは血行を促進し、冷え性の解消に。

材料（2人分）

豚こま切れ肉
　（大きいものはひと口大に切る）…100g
かぼちゃ（ひと口大に切る）…100g
玉ねぎ（薄切り）…½個
しめじ（ほぐす）…50g
A｜水…200ml
　｜コンソメ（顆粒）…大さじ1
無調整豆乳…200ml
オリーブ油…小さじ1

作り方

1. 鍋にオリーブ油を中火で熱し、豚肉を炒める。肉の色が変わってきたらかぼちゃ、玉ねぎ、しめじを加えて5分ほど炒める。

2. Aを加え、煮立ったらふたをして弱火でかぼちゃがやわらかくなるまで煮る。

3. 火を止めて無調整豆乳を加え、豆乳が沸騰しないように弱火で加熱する。

あったかしょうがスープ 和風

たっぷりのしょうがで体の芯からぽっかぽか！
食物繊維が豊富なごぼう入りなのもうれしいポイント。

材料（2人分）

- 木綿豆腐（2cm角に切る）…150g
- にんじん（細切り）…1/3本
- ごぼう（細切り）、長ねぎ（斜め薄切り）…各10cm
- しいたけ（薄切り）…2枚
- しょうが（細切り）…15g
- 卵（溶きほぐす）…1個
- A │ 水…400ml
  │ しょうゆ…大さじ2
  │ 鶏がらスープの素（顆粒）…大さじ1
- 水溶き片栗粉…片栗粉大さじ1＋水大さじ1
- ごま油…小さじ1
- 小ねぎ（小口切り）、粗びき黒こしょう…各適量

作り方

1. 鍋にごま油を中火で熱し、にんじん、ごぼう、長ねぎ、しいたけ、しょうがをしんなりするまで炒める。
2. 豆腐、Aを加え、煮立ったらふたをして弱火で5分ほど煮る。水溶き片栗粉を加えてひと煮立ちさせたら溶き卵を回し入れ、ふんわり浮いたら火を止める。
3. 器に盛り、小ねぎを散らし、粗びき黒こしょうをふる。

冷えが気になる人にもおすすめ

1人分 178 kcal
糖質 11.0g
たんぱく質 11.7g

MEMO
しょうがに含まれるジンゲロールは代謝を上げる効果があり、脂肪燃焼しやすい体づくりに◎

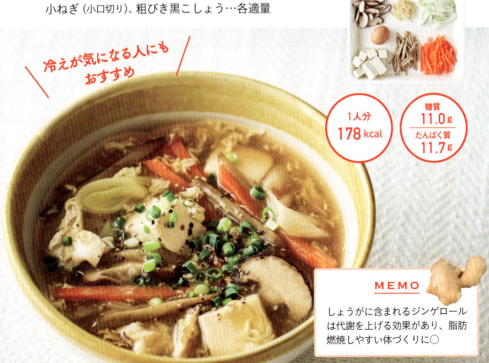

COLUMN

妻も産後ダイエットに成功しました！

やせたのは夫だけではありません。妻も産後ダイエットに成功した経験が。当時気をつけていたポイントをご紹介します。

PFCバランスを意識して1カ月に1kg減のペースで半年で-6kgの減量に成功！

妻のはるも、もともと揚げ物が好きで、妊娠中によく食べていたところ、体重が11kg増加してしまいました。子どもを出産後、ダイエットに励むことを決意。ムリなダイエットはよくないと思い、栄養の勉強をコツコツしながら、PFCバランス（たんぱく質・脂質・炭水化物の摂取バランスのこと）を意識した食事を3食とる生活に変えました。当時、糖質オフダイエットが流行ってはいたものの、健康面では逆効果かと思い、1日の摂取エネルギーの50〜60％を炭水化物に。油はなるべく控えて、たんぱく質をしっかり、野菜は1食で複数の種類を食べるようにしてビタミン、ミネラル、食物繊維をきちんと補給。一気に2〜3kg減量できたわけではありませんが、バランスのとれた食生活を続けたことで、1カ月に1kgのペースで、半年後に-6kgとムリなく減量することができました。肌の調子もよくなるなど、うれしい効果も。やっぱり、すべての土台は「健康」だなと実感しています。

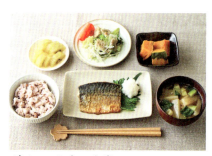

ダイエット中の食事

〈気をつけていたこと〉

- ☑ 朝・昼・夜とごはん150gは必ず食べる
- ☑ PFCバランスを意識して、たんぱく質をしっかり食べる
- ☑ 野菜は1食に3種類以上使う
- ☑ かぼちゃは栄養豊富なのでゆでてストックし、いつでも食べられるように
- ☑ 油をとり過ぎないようにする
- ☑ 間食はなるべく控えて、果物を毎食50gぐらい食べるようにする

PART 2

たんぱく質たっぷり！
肉が主役の
スープ

鶏肉と豚肉、ひき肉を使って
スープにうまみを与え、たんぱく質をしっかり摂取。
鶏肉は皮を取り除き、豚肉はなるべく脂身の少ないものを
選ぶとエネルギーを抑えられてダイエットに○。

鶏肉

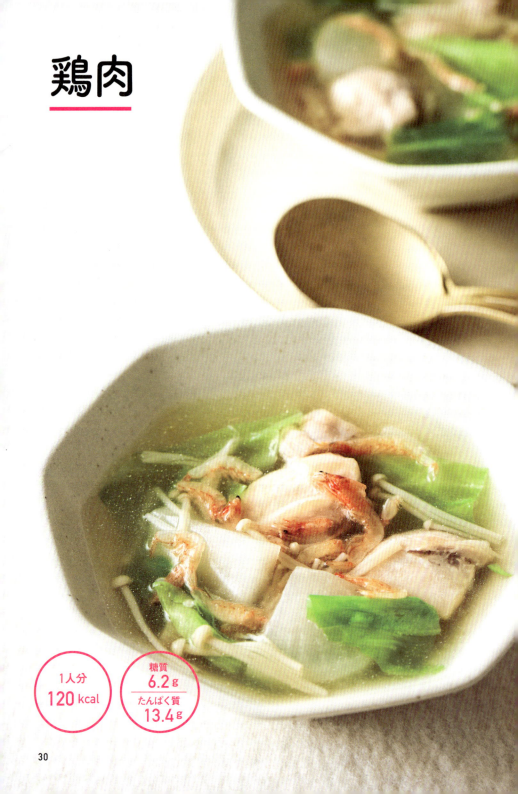

1人分
120 kcal

糖質
6.2 g
たんぱく質
13.4 g

鶏肉と桜えびのスープ 〔中華〕

桜えびの香ばしい風味がアクセント。
鶏肉は大きめに切ると食べ応えが出て満足度もアップします。

材料（2人分）

鶏もも肉（皮を除いてひと口大に切る）…100g
桜えび（乾燥）…5g
大根（5mm厚さのいちょう切り）…100g
キャベツ（ざく切り）…100g
えのきだけ（半分の長さに切る）…½袋

A｜水…400mℓ
　｜鶏がらスープの素（顆粒）…大さじ1½
　｜塩…少々
米油…小さじ1

作り方

1. 鍋に米油を中火で熱し、鶏肉を炒める。肉の色が変わってきたら大根を加え（a）、軽く透き通るまで炒める。

2. キャベツ、えのきだけ、桜えび、Aを加え（b）、煮立ったらふたをして弱火で5分ほど煮る。

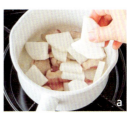

火が通りにくい根菜は先に炒めて

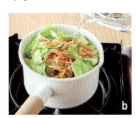

桜えびも一緒に煮ることで、うまみがスープに溶け出す

MEMO

桜えびはカルシウムがたっぷりで栄養価が豊富。いいだしが出るので、調味料を減らして減塩に

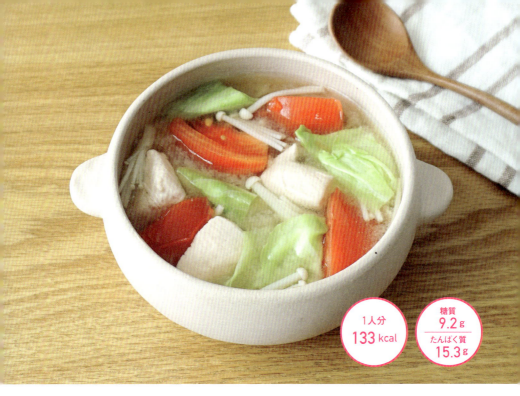

1人分 133 kcal
糖質 9.2g
たんぱく質 15.3g

鶏のトマトみそスープ　みそ

トマトの酸味がさっぱりとしたスープ。
ヘルシーな鶏むね肉で、しっかりとたんぱく質を摂取して。

材料（2人分）

鶏むね肉（皮を除いてひと口大に切る）
　…100g
トマト（ひと口大に切る）…1個
キャベツ（ざく切り）…100g
えのきだけ（半分の長さに切る）…1/2袋
A｜水…400ml
　｜鶏がらスープの素（顆粒）、みそ
　｜　…各大さじ1
米油…小さじ1

作り方

1　鍋に米油を中火で熱し、鶏肉をさっと炒める。

2　キャベツ、えのきだけ、Aを加え、煮立ったらふたをして弱火で具材に火が通るまで煮る。トマトを加えてさっと煮る。

鶏肉の切り干し大根スープ　みそ

食物繊維やカルシウムなどの栄養がギュッと詰まった切り干し大根の独特な食感がクセになる！

PART 2 / 肉 / 鶏肉

1人分 **155 kcal**
糖質 **10.3g**
たんぱく質 **13.9g**

材料（2人分）

- 鶏もも肉（皮を除いてひと口大に切る）…100g
- 切り干し大根（乾燥）…15g
- しいたけ（薄切り）…2枚
- にんじん（せん切り）…¼本
- 長ねぎ（1cm幅の斜め切り）…½本
- 水…450mℓ
- みそ…大さじ2½
- ごま油…小さじ1

作り方

1. 鍋にごま油を中火で熱し、鶏肉を炒める。
2. 肉の色が変わってきたらしいたけ、にんじん、長ねぎを加えて炒める。野菜がしんなりしたら切り干し大根、分量の水を加え、煮立ったらふたをして弱火で5分ほど煮る。
3. みそを溶き入れ、沸騰直前まで加熱する。

MEMO
切り干し大根はスープで使う場合、水で戻す必要がないので栄養を余すことなく取り入れられる

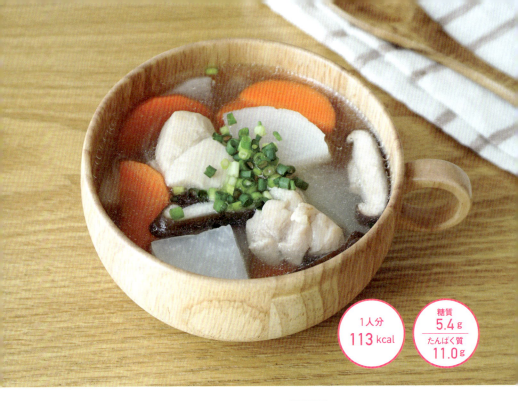

1人分 113 kcal

糖質 5.4g
たんぱく質 11.0g

塩ちゃんこスープ 和風

鶏肉のだしが効いて、あっさりしているけど味わい深い！
食材は少し大きめに切って、しっかり噛むことを意識して。

材料（2人分）

鶏もも肉（皮を除いてひと口大に切る）…100g
大根（5mm厚さのいちょう切り）…150g
にんじん（5mm厚さの半月切り）…1/4本
しいたけ（薄切り）…2枚
A｜水…400mℓ
　｜鶏がらスープの素（顆粒）、酒
　｜　…各大さじ1
　｜塩…少々
米油…小さじ1
小ねぎ（小口切り）…適量

作り方

1. 鍋に米油を中火で熱し、鶏肉を炒める。肉の色が変わってきたら大根、にんじん、しいたけを加えてさらに炒める。

2. 野菜がしんなりしたらAを加え、煮立ったらふたをして弱火で野菜がやわらかくなるまで煮る。

3. 器に盛り、小ねぎをのせる。

鶏肉のゆずこしょうスープ 和風

ゆずこしょうのピリッとした辛さがアクセント。
白菜としいたけには食物繊維が豊富だから、腹持ちもgood！

材料（2人分）

鶏もも肉（皮を除いてひと口大に切る）
　…100g
白菜（ざく切り）…150g
しいたけ（薄切り）…3枚
A
　水…400ml
　めんつゆ（3倍濃縮）、しょうゆ、
　　みりん、酒…各大さじ1
　ゆずこしょう…小さじ1
米油…小さじ1

作り方

1　鍋に米油を中火で熱し、鶏肉を炒める。
2　肉の色が変わってきたら白菜、しいたけ、Aを加え、煮立ったらふたをして弱火で8分ほど煮る。

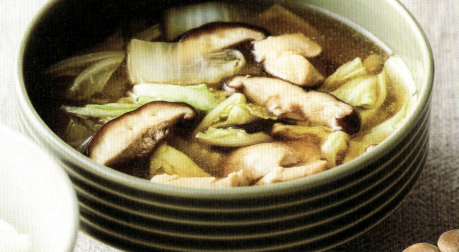

1人分 137 kcal
糖質 8.8g
たんぱく質 12.0g

MEMO
しいたけは食物繊維のほかに代謝をサポートするビタミンB群も多く、ダイエット向きの食材

参鶏湯 サムゲタン 韓国

人気の韓国料理を手羽元など身近な食材でお手軽に再現。
香味野菜入りで体も温まります。

1人分 **220 kcal**
糖質 **22.8g** / たんぱく質 **13.2g**

材料（2人分）

- 鶏手羽元（切り込みを入れる）…4本
- 長ねぎ（1cm幅の斜め切り）…½本
- しょうが（薄切り）…1かけ
- 米…大さじ3
- 塩麹…大さじ1
- A
  - 水…500ml
  - 酒…大さじ1
  - みりん…大さじ½
  - 鶏がらスープの素（顆粒）…小さじ2
- 糸唐辛子…適量

作り方

1. ポリ袋に手羽元、塩麹を入れて揉み込み、30分ほどおく。
2. 鍋に1、長ねぎ、しょうが、米、Aを入れて中火にかける。煮立ったらふたをして弱火で20分ほど煮る。
3. 器に盛り、糸唐辛子をのせる。

MEMO

骨つき肉は食べるのに時間がかかるので、早食いを防ぐ効果も。満腹感も得やすい

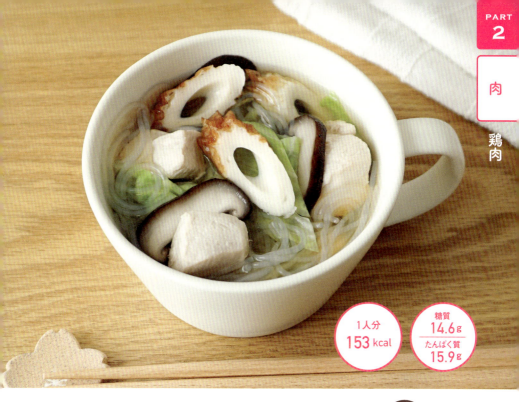

1人分 153 kcal
糖質 14.6g
たんぱく質 15.9g

鶏とちくわの春雨スープ 中華

リーズナブルな食材で作れるあっさりスープ。
練りものはたんぱく質がとれて、いいだしも出るすぐれものです！

材料（2人分）

鶏むね肉（皮を除いてひと口大に切る）
　…100g
ちくわ（斜め薄切り）…2本
キャベツ（ざく切り）…70g
しいたけ（薄切り）…3枚
春雨…20g
A｜水…500ml
　｜鶏がらスープの素（顆粒）…大さじ1
　｜しょうゆ…小さじ1
米油…小さじ1

作り方

1. 鍋に米油を中火で熱し、鶏肉をさっと炒める。
2. ちくわ、キャベツ、しいたけ、春雨、Aを加え、煮立ったらふたをして弱火で春雨がやわらかくなるまで煮る。

トマトチキンスープ

トマトの酸味と鶏肉のうまみが好相性！鶏肉とブロッコリーの組み合わせは、たんぱく質の代謝をサポート。

材料（2人分）

鶏もも肉（皮を除いてひと口大に切る）…100g
トマト缶（カット）…½缶（200g）
ホワイトマッシュルーム（薄切り）…3個
玉ねぎ（薄切り）…½個
ブロッコリー（小房に分ける）…70g
A ┃ 水…200mℓ
　┃ コンソメ（顆粒）…大さじ1
オリーブ油…小さじ1

作り方

1 鍋にオリーブ油を中火で熱し、鶏肉を炒める。

2 肉の色が変わってきたらマッシュルーム、玉ねぎ、トマトを加え、汁けが⅔程度になるまで煮る。ブロッコリー、Aを加え、煮立ったらふたをして弱火で5分ほど煮る。

MEMO
トマトの赤い成分であるリコピンは血流を改善し、代謝を上げる効果が期待できる

1人分 136 kcal
糖質 8.7g
たんぱく質 13.4g

PART 2 肉 鶏肉

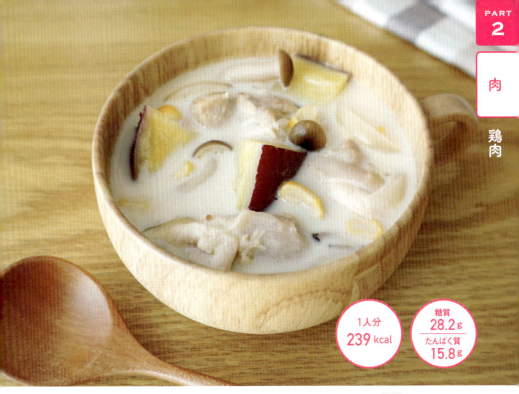

1人分 239 kcal
糖質 28.2g
たんぱく質 15.8g

おいもとチキンのスープ 豆乳

さつまいもの旬が来たら食べたくなる甘くておいしいスープ。
食物繊維も栄養も豊富なさつまいもはダイエット向きの食材！

材料（2人分）

鶏もも肉（皮を除いてひと口大に切る）
　…100g
さつまいも（ひと口大に切る）…100g
玉ねぎ（薄切り）…½個
しめじ（ほぐす）…50g
コーン（冷凍）…50g
A｜水…200mℓ
　｜コンソメ（顆粒）…大さじ1½
無調整豆乳…200mℓ
オリーブ油…小さじ1

作り方

1 鍋にオリーブ油を中火で熱し、鶏肉を炒める。

2 肉の色が変わってきたらさつまいも、玉ねぎ、しめじ、コーンを加えて5分ほど炒める。Aを加え、煮立ったらふたをして弱火でさつまいもがやわらかくなるまで煮る。

3 火を止めて無調整豆乳を加え、豆乳が沸騰しないように弱火で加熱する。

豚肉

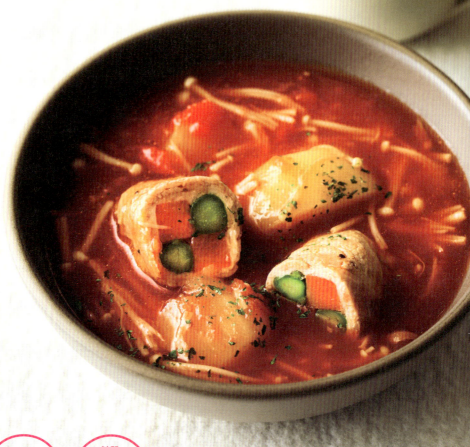

1人分 187 kcal
糖質 11.5g
たんぱく質 13.8g

肉巻きトマトスープ

肉巻きとじゃがいもが入ってボリューム満点！
もも肉はバラより脂身が少なくて、ヘルシー。

材料 (2人分)

豚もも薄切り肉…4枚
トマト缶 (カット)…½缶 (200g)
にんじん (5cm長さ・1cm角に切る)…¼本 (40g)
グリーンアスパラガス (5cm長さに切る)…2本
じゃがいも (2cm角に切る)…1個
えのきだけ (半分の長さに切る)…½袋

塩、こしょう…各少々
A │ 水…200ml
  │ コンソメ (顆粒)…大さじ1
オリーブ油…小さじ1
ドライパセリ…適量

作り方

1. 耐熱容器ににんじんを入れ、ふんわりとラップをかけて電子レンジ (600W) で1分加熱する。

2. 豚肉を広げ、1、アスパラガスをのせてくるくると巻き (a)、塩、こしょうをふる。

3. 鍋にオリーブ油を中火で熱し、2を炒めて焼き色がついたら一度取り出す (b)。

4. 3の鍋にじゃがいも、えのきだけ、トマトを入れて汁けが⅔程度になるまで煮る。Aを加え、煮立ったらふたをして弱火でじゃがいもがやわらかくなるまで煮る。3を戻し入れてさっと煮る。器に盛り、ドライパセリをふる。

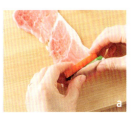

豚肉の幅に合わせて野菜の長さを切ると巻きやすい

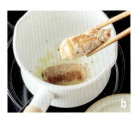

豚肉にこんがりと焼き色をつける

MEMO

もも肉は糖質の代謝を促すビタミンB₁の含有量が多く、脂質も少ないダイエット向きの部位

ちゃんぽんスープ 豆乳

食材のうまみが溶け込んだ鶏白湯(パイタン)風の絶品スープ。
えびは高たんぱくで低脂質なうえ、食感もいいので満足度アップ！

材料（2人分）

豚こま切れ肉（大きいものは
　ひと口大に切る）…100g
むきえび…90g
キャベツ（ざく切り）…100g
にんじん（短冊切り）…1/4本
かまぼこ（薄切り）…6枚
コーン（冷凍）…50g
A｜水…300mℓ
　｜鶏がらスープの素（顆粒）…大さじ1
　｜しょうゆ…小さじ1
　｜塩…少々
無調整豆乳…100mℓ
ごま油…小さじ1
粗びき黒こしょう…少々

作り方

1 鍋にごま油を中火で熱し、豚肉を炒める。肉の色が変わってきたらキャベツ、にんじんを加えて3分ほど炒める。えびを加えて軽く炒める。

2 コーン、Aを加え、煮立ったらふたをして弱火でにんじんがやわらかくなるまで煮る。火を止めて無調整豆乳を加え、豆乳が沸騰しないように弱火で加熱する。

3 器に盛り、かまぼこをのせ、粗びき黒こしょうをふる。

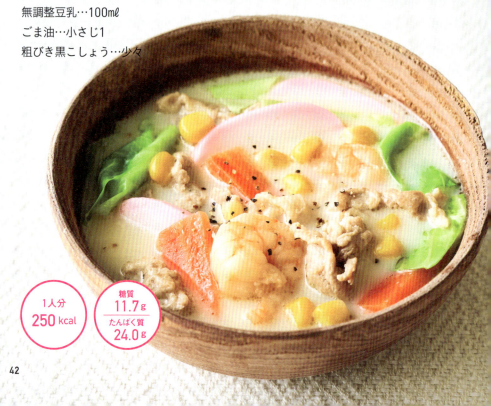

1人分 250 kcal
糖質 11.7g
たんぱく質 24.0g

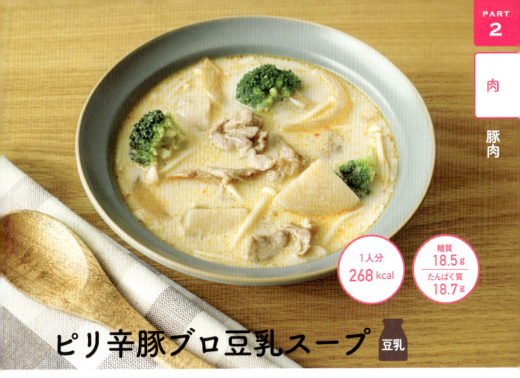

PART 2 肉 豚肉

1人分 268 kcal
糖質 18.5 g
たんぱく質 18.7 g

ピリ辛豚ブロ豆乳スープ 豆乳

豆乳のまろやかな味わいに、ゴロッと食材で大満足！
里いもはいも類のなかでもとくに糖質が低く、食べ応えもあります。

材料（2人分）

豚こま切れ肉（大きいものは
　ひと口大に切る）…100g
ブロッコリー（小房に分ける）…80g
里いも（ひと口大に切る）…2個
玉ねぎ（薄切り）…½個
えのきだけ（半分の長さに切る）…½袋
A｜水…400㎖
　｜めんつゆ（3倍濃縮）…大さじ2
　｜しょうゆ…大さじ1
　｜豆板醤…小さじ1
　｜塩…小さじ½
無調整豆乳…200㎖
オリーブ油…小さじ1

作り方

1. 鍋にオリーブ油を中火で熱し、豚肉を炒める。肉の色が変わってきたら里いも、玉ねぎ、えのきだけを加えて5分ほど炒める。

2. ブロッコリー、Aを加え、煮立ったらふたをして弱火で里いもがやわらかくなるまで煮る。

3. 火を止めて無調整豆乳を加え、豆乳が沸騰しないように弱火で加熱する。

MEMO
ブロッコリーは低カロリーで食物繊維が豊富。大きめに切ればよく噛む必要もあるので食べ過ぎ防止にも

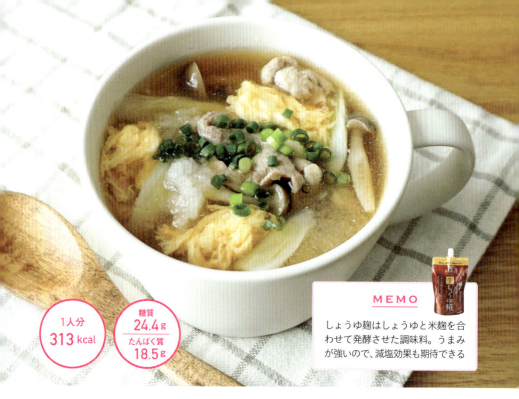

1人分 313 kcal
糖質 24.4 g
たんぱく質 18.5 g

MEMO
しょうゆ麹はしょうゆと米麹を合わせて発酵させた調味料。うまみが強いので、減塩効果も期待できる

豚の卵おろしスープ 和風

大根おろしがたっぷり入って、さらりと飲みやすい！
消化を促してくれるので、食べ過ぎや胃もたれしたときにもピッタリです。

材料（2人分）

豚こま切れ肉（大きいものはひと口大に切る）…100g
大根（すりおろす）…5cm（120g）
長ねぎ（斜め薄切り）…½本
しめじ（ほぐす）…80g
卵（溶きほぐす）…1個
A ┃ 水…400㎖
　 ┃ しょうゆ麹…大さじ4
　 ┃ みりん、酒…各大さじ1
米油…小さじ1
小ねぎ（小口切り）…適量

作り方

1. 鍋に米油を中火で熱し、豚肉を炒める。
2. 肉の色が変わってきたら大根おろしを汁ごと、長ねぎ、しめじ、Aを加えて5分ほど煮る。溶き卵を回し入れ、ふんわり浮いたら火を止める。
3. 器に盛り、小ねぎをのせる。

PART **2**

肉

豚肉

豚にらキムチスープ キムチ

疲労が溜まっているときに食べたいガツンとスープ。
発酵食品であるキムチは腸内環境をととのえる乳酸菌が豊富。

1人分
174 kcal

糖質
5.1g
たんぱく質
12.8g

材料（2人分）

豚こま切れ肉（大きいものは
　ひと口大に切る）…100g
にら（5cm長さに切る）…4本
白菜キムチ…100g
えのきだけ（半分の長さに切る）…½袋
しょうが（すりおろす）…1かけ
A　水…400㎖
　　みそ…大さじ1
　　鶏がらスープの素（顆粒）
　　　…小さじ1
ごま油…小さじ1

作り方

1 鍋にごま油を弱火で熱し、しょうがを
炒める。香りが立ったら豚肉を加えて
中火で炒める。

2 肉の色が変わってきたらキムチ、えの
きだけ、Aを加え、煮立ったらふたを
して弱火で5分ほど煮る。にらを加え
てさっと煮る。

45

カムジャタン 韓国

野菜がゴロゴロ入った韓国風のピリ辛メニュー。常備野菜が活躍します！

材料（2人分）

- 豚こま切れ肉（大きいものはひと口大に切る）…100g
- じゃがいも（大きめのひと口大に切る）…1個
- 玉ねぎ（薄切り）…½個
- にんじん（短冊切り）…⅓本
- 長ねぎ（斜め薄切り）…10cm
- にら（5cm長さに切る）…2本
- しょうが、にんにく（各すりおろす）…各1かけ
- A │ 水…400ml
    │ みそ…大さじ1½
    │ コチュジャン…大さじ1
- 白すりごま…大さじ1
- 粉唐辛子…小さじ1
- ごま油…小さじ1

作り方

1. 鍋にごま油を弱火で熱し、しょうが、にんにくを炒める。香りが立ったら豚肉を加えて中火で炒め、肉の色が変わってきたらじゃがいも、玉ねぎ、にんじん、長ねぎを加えて5分ほど炒める。
2. Aを加え、煮立ったらふたをして弱火でじゃがいもがやわらかくなるまで煮る。
3. にら、白すりごま、粉唐辛子を加えてさっと煮る。

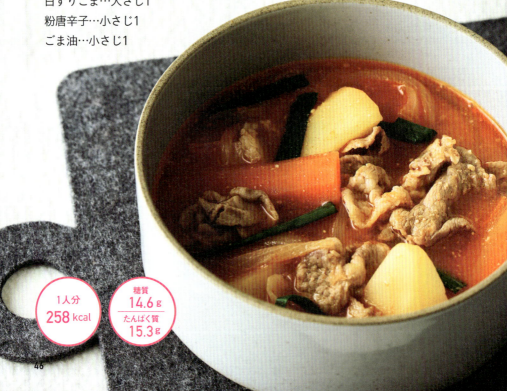

1人分 258 kcal
糖質 14.6 g
たんぱく質 15.3 g

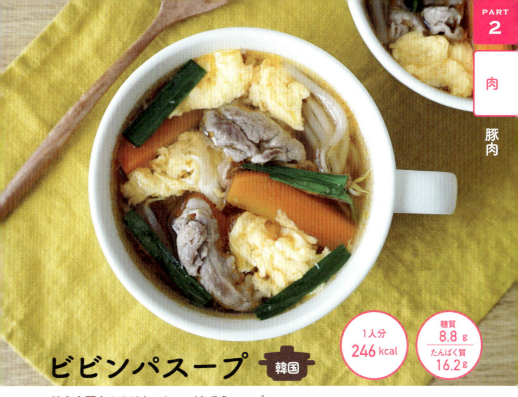

ビビンパスープ 韓国

1人分 246 kcal
糖質 8.8 g
たんぱく質 16.2 g

焼き肉屋さんよりおいしいごちそうスープ。
豚肉は、バラより脂身の少ないこま切れを使ってヘルシーに。

材料（2人分）

豚こま切れ肉（大きいものは
　ひと口大に切る）…100g
にんじん（短冊切り）…¼本
もやし…½袋
にら（5cm長さに切る）…2本
卵（溶きほぐす）…1個
A│水…400ml
　│鶏がらスープの素（顆粒）、
　│　みりん…各大さじ1
　│しょうゆ…大さじ½
　│コチュジャン…小さじ1
ごま油…小さじ1

作り方

1 鍋にごま油を中火で熱し、豚肉を炒める。肉の色が変わってきたらにんじんを加えてさらに炒める。

2 油が全体になじんだらもやし、Aを加え、煮立ったらふたをして弱火でにんじんがやわらかくなるまで煮る。

3 溶き卵を回し入れ、ふんわり浮いたらにらを加えてさっと煮る。

MEMO

コチュジャンに含まれる唐辛子には、代謝アップが期待できるカプサイシンが含まれています

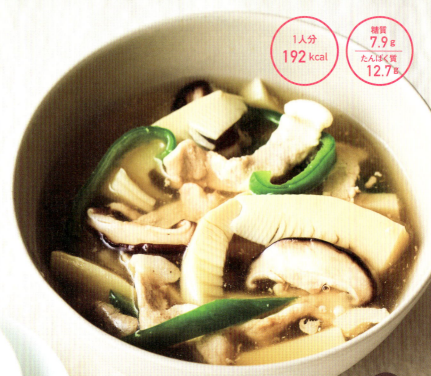

1人分 192 kcal

糖質 7.9g / たんぱく質 12.7g

豚肉とたけのこの中華スープ 中華

食物繊維が豊富で低糖質のたけのこをたっぷりと。
青椒肉絲(チンジャオロースー)風の食材で作るから、おかずスープとしても。

材料（2人分）

- 豚ロース薄切り肉（8mm幅に切る）…100g
- ピーマン（細切り）…2個
- たけのこ（水煮・細切り）…100g
- しいたけ（薄切り）…3枚
- しょうが（すりおろす）…1かけ
- A │ 水…400ml
  │ 鶏がらスープの素（顆粒）…大さじ1
  │ しょうゆ…小さじ1
- 水溶き片栗粉…片栗粉大さじ1＋水大さじ1
- ごま油…小さじ1

作り方

1. 鍋にごま油を中火で熱し、豚肉を炒める。肉の色が変わってきたらピーマン、たけのこ、しいたけ、しょうがを加えて5分ほど炒める。

2. Aを加え、煮立ったらふたをして弱火で5分ほど煮る。

3. 水溶き片栗粉を加えてひと煮立ちさせる。

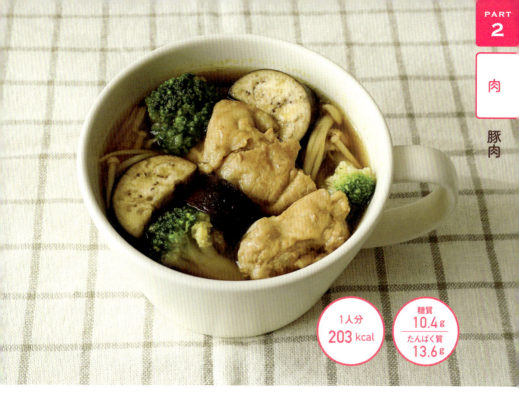

1人分 203 kcal
糖質 10.4g
たんぱく質 13.6g

豚肉の和風カレースープ カレー

スープがたっぷりしみ込んだなすがおいしい！
カレールウは糖質と脂質が高くなるので、カレー粉を使うのがポイント。

材料（2人分）

豚こま切れ肉（大きいものは
　ひと口大に切る）…100g
ブロッコリー（小房に分ける）…70g
なす（1cm厚さの半月切り）…1本
えのきだけ（半分の長さに切る）…1/4袋
A｜水…400ml
　｜めんつゆ（3倍濃縮）…大さじ1 1/2
　｜カレー粉、みりん…各大さじ1
　｜しょうゆ…小さじ2
オリーブ油…小さじ1

作り方

1. 鍋にオリーブ油を中火で熱し、豚肉を炒める。
2. 肉の色が変わってきたらブロッコリー、なす、えのきだけ、Aを加え、煮立ったらふたをして弱火で8分ほど煮る。

MEMO

カレー粉に含まれるスパイスは、血行促進で代謝を上げ、脂肪燃焼をサポート

PART 2 肉 豚肉

ひき肉

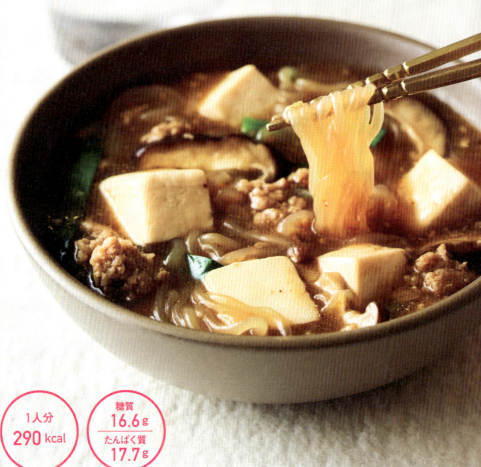

1人分
290 kcal

糖質
16.6g
たんぱく質
17.7g

麻婆しらたきスープ 中華

ピリッとした辛さがたまらない！
低カロリーなしらたきと豆腐でボリューミーな一杯。

材料（2人分）

豚ひき肉…100g
しらたき（アク抜き済み・食べやすい長さに切る）…100g
木綿豆腐（2cm角に切る）…150g
しいたけ（薄切り）…2枚
にら（5cm長さに切る）…1本
長ねぎ（みじん切り）…10cm
しょうが、にんにく（各すりおろす）…各1かけ
豆板醤…小さじ1
A │ 水…400mℓ
  │ 鶏がらスープの素（顆粒）、みりん、
  │ 酒、みそ、甜麺醤…各大さじ1
水溶き片栗粉…片栗粉大さじ1＋水大さじ1
ごま油…小さじ1

作り方

1. 鍋にごま油を弱火で熱し、長ねぎ、しょうが、にんにく、豆板醤を炒める。香りが立ったらひき肉を加えて（a）中火で炒める。

2. 肉の色が変わってきたらしらたき、豆腐、しいたけ、Aを加え、煮立ったらふたをして弱火で5分ほど煮る。にらを加えて（b）さっと煮る。

3. 水溶き片栗粉を加えてひと煮立ちさせる。

MEMO
原料がこんにゃくいものしらたきはヘルシーで、食物繊維も豊富なので満足感＆便秘解消に

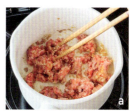
香りが立ってからひき肉を入れて香りを移す

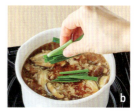
にらは風味が飛びやすいので、仕上げに加えて

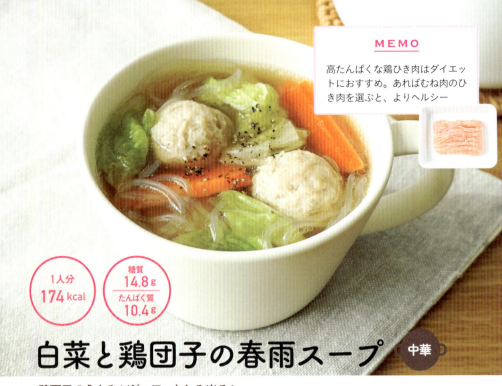

MEMO
高たんぱくな鶏ひき肉はダイエットにおすすめ。あればむね肉のひき肉を選ぶと、よりヘルシー

1人分 174 kcal
糖質 14.8g
たんぱく質 10.4g

白菜と鶏団子の春雨スープ 中華

鶏団子のうまみがジュワッとしみ出る！
低カロリーな春雨で、食べ応えもバッチリ。

材料（2人分）

鶏ひき肉…100g
玉ねぎ（みじん切り）…1/8個
えのきだけ（みじん切り）…10g
白菜（3cm幅のざく切り）…100g
にんじん（短冊切り）…1/4本
春雨…20g
A | 塩、こしょう…各少々
　| 片栗粉…小さじ1
B | 水…500mℓ
　| 鶏がらスープの素（顆粒）…大さじ1
　| しょうゆ…小さじ1
ごま油…小さじ1
粗びき黒こしょう…適量

作り方

1 ボウルにひき肉、玉ねぎ、えのきだけ、Aを入れて混ぜ合わせ、ひと口大に丸める。

2 鍋にごま油を中火で熱し、白菜、にんじんを炒める。野菜がしんなりしたら春雨、Bを加え、煮立ったらふたをして弱火で白菜、春雨がやわらかくなるまで煮る。1を加え、ふたをして肉団子に火が通るまで煮る。

3 器に盛り、粗びき黒こしょうをふる。

包まないワンタンスープ 中華

ワンタンは包まなければ、とっても簡単！
具材と一緒に口に運べば、口の中でワンタンに。

PART 2 肉 ひき肉

材料（2人分）

豚ひき肉…100g
ワンタンの皮…10枚
長ねぎ（小口切り）…½本
えのきだけ（半分の長さに切る）…½袋
A　水…400ml
　　鶏がらスープの素（顆粒）、酒
　　　…各大さじ1
　　しょうゆ、みりん…各小さじ1
ごま油…小さじ1
粗びき黒こしょう、ラー油…各適量

作り方

1 鍋にごま油を中火で熱し、ひき肉を炒める。

2 肉の色が変わってきたら長ねぎ、えのきだけ、Aを加え、煮立ったらふたをして弱火で3分ほど煮る。ワンタンの皮を三角に折り、重ならないようにして加え、ワンタンの皮が透き通ってくるまで煮る。

3 器に盛り、粗びき黒こしょう、ラー油をかける。

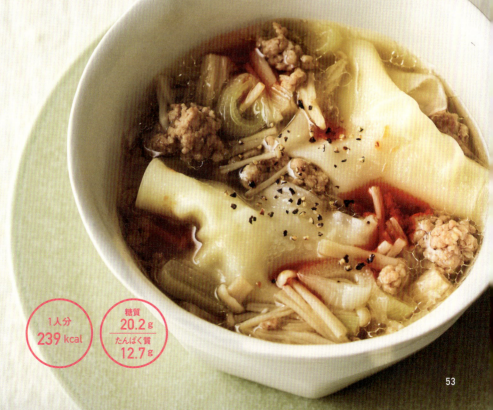

1人分 239kcal
糖質 20.2g
たんぱく質 12.7g

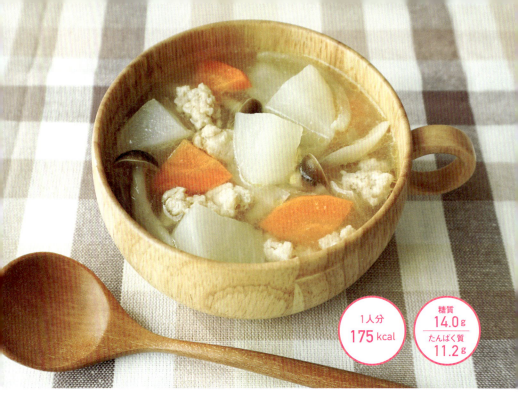

1人分 175 kcal

糖質 14.0g
たんぱく質 11.2g

鶏そぼろの塩麹スープ 和風

味つけは塩麹だけのやさしいスープ。
しめじで食物繊維を、鶏ひき肉でたんぱく質を補給。

材料（2人分）

- 鶏ひき肉…100g
- にんじん（5mm厚さのいちょう切り）…¼本
- 玉ねぎ（薄切り）…½個
- かぶ（ひと口大に切る）…1個
- しめじ（ほぐす）…50g
- しょうが（すりおろす）…1かけ
- A｜水…400ml
　　塩麹…大さじ2½
- 米油…小さじ1

作り方

1. 鍋に米油を中火で熱し、ひき肉を炒める。肉の色が変わってきたらにんじん、玉ねぎ、かぶ、しめじ、しょうがを加えて5分ほど炒める。

2. Aを加え、煮立ったらふたをして弱火で具材がやわらかくなるまで煮る。

MEMO

塩麹は食材をやわらかくする効果が。発酵調味料なので、腸内環境の改善にも◯

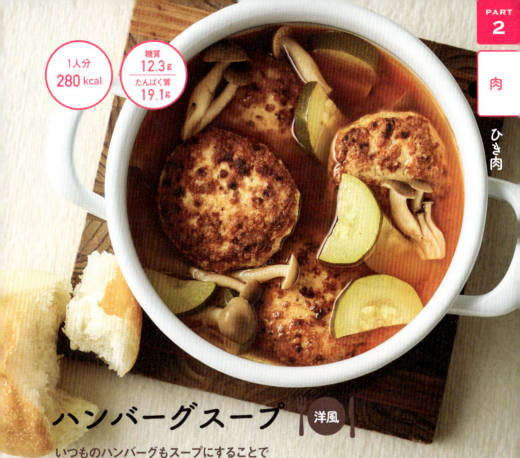

1人分 280 kcal
糖質 12.3g
たんぱく質 19.1g

ハンバーグスープ 洋風

いつものハンバーグもスープにすることで満腹メニューに！おかずなしでも大満足。

材料（2人分）

豚ひき肉…150g
玉ねぎ（みじん切り）…1/8個
しめじ（ほぐす）…50g
ズッキーニ（5mm幅の半月切り）…80g
A 卵…1個
　米粉…大さじ1
　塩…小さじ1/4
B 水…400ml
　トマトケチャップ…大さじ2
　コンソメ（顆粒）…大さじ1
オリーブ油…小さじ1

作り方

1. ボウルにひき肉、玉ねぎ、Aを入れて混ぜ合わせ、4等分にして円形に成形する。
2. 鍋にオリーブ油を中火で熱し、1を両面焼く。
3. しめじ、ズッキーニ、Bを加え、煮立ったらふたをして弱火でズッキーニがやわらかくなるまで煮る。

PART 2 肉 ひき肉

チリコンカンスープ

トマト

トマトベースのスパイシーな煮込み料理。
ホクホクした食感の豆がたっぷりで、食べ応えも十分。

材料（2人分）

- 豚ひき肉…100g
- ミックスビーンズ缶…1缶（100g）
- 玉ねぎ（さいの目切り）…½個
- しょうが（すりおろす）…1かけ
- トマト缶（カット）…½缶（200g）
- A
  - 水…200mℓ
  - トマトケチャップ…大さじ2
  - コンソメ（顆粒）…大さじ1½
  - カレー粉…大さじ1
  - 中濃ソース…小さじ1
  - 一味唐辛子…小さじ½
- オリーブ油…小さじ1

作り方

1. 鍋にオリーブ油を中火で熱し、ひき肉を炒める。肉の色が変わってきたら玉ねぎ、しょうが、トマトを加え、汁けが⅔程度になるまで煮る。

2. ミックスビーンズ、Aを加え、煮立ったらふたをして弱火で8分ほど煮る。

MEMO

ミックスビーンズは大豆や赤いんげん豆など数種類の豆入りで、ビタミン・ミネラルなど栄養価が豊富

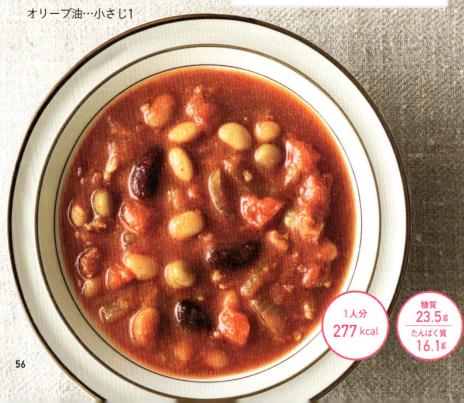

1人分 277 kcal
糖質 23.5g
たんぱく質 16.1g

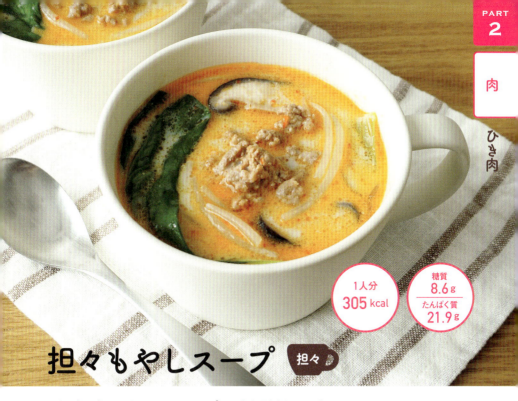

PART 2 肉 ひき肉

1人分 305 kcal
糖質 8.6g
たんぱく質 21.9g

担々もやしスープ 担々

ピリ辛でうまみたっぷりのスープが、あと引くおいしさ。
リーズナブルでかさ増しにもなるもやしは担々味のスープにピッタリ！

材料（2人分）

豚ひき肉…150g
もやし…½袋
チンゲン菜（3等分に切る）…1株（120g）
しいたけ（薄切り）…3枚
しょうが（すりおろす）…1かけ
豆板醤…小さじ1
A｜水…200ml
　｜鶏がらスープの素（顆粒）、みそ
　｜　…各大さじ1
　｜しょうゆ…小さじ1
無調整豆乳…200ml
白すりごま…大さじ2
ごま油…小さじ1

作り方

1. 鍋にごま油を弱火で熱し、しょうが、豆板醤を炒める。香りが立ったらひき肉を加えて炒める。

2. 肉の色が変わってきたらもやし、チンゲン菜の茎、しいたけ、Aを加え、煮立ったらふたをして弱火で具材に火が通るまで煮る。チンゲン菜の葉を加えてさっと煮る。

3. 火を止めて無調整豆乳、白すりごまを加え、豆乳が沸騰しないように弱火で加熱する。

COLUMN

ソッコー作れる！レンチンスープ10

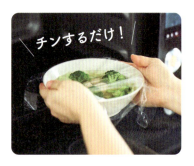

電子レンジであっという間に完成する、
簡単スープをご紹介。
洗い物も少なくて済むので、忙しいときにぴったり！

きのこづくしのうまだしスープ

3種のきのこが入った低カロリーで
整腸作用もあるダイエットスープ！

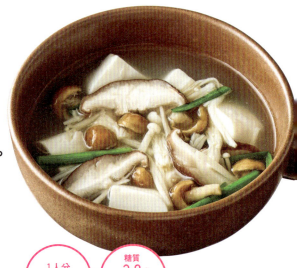

1人分 56 kcal
糖質 3.9 g
たんぱく質 4.8 g

材料（1人分）

しいたけ（薄切り）…1枚（15g）
えのきだけ（4等分に切る）…20g
なめこ（軽く水洗いする）…30g
絹ごし豆腐（2cm角に切る）…50g
にら（5cm長さに切る）…1本（4g）
水…200ml
白だし…小さじ2
鶏がらスープの素（顆粒）…小さじ½

作り方

大きめの耐熱容器にすべての材料を入れて混ぜる。ラップをかけ、電子レンジ（600W）で4分加熱する。

ほたてのうまみスープ

ほたて缶を汁ごと使って贅沢に。キャベツとブロッコリー入りで食べ応えもアップ！

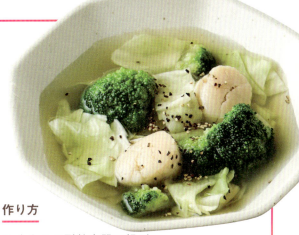

材料（1人分）

- ほたて水煮缶（缶汁ごと）…1缶（65g）
- キャベツ（ざく切り）…50g
- ブロッコリー（冷凍）…40g
- 水…200ml
- 昆布だし（顆粒）…小さじ1
- しょうゆ…小さじ1/2
- 粗びき黒こしょう…適量

作り方

1. 大きめの耐熱容器に粗びき黒こしょう以外のすべての材料を入れて混ぜる。ラップをかけ、電子レンジ（600W）で4分加熱する。
2. 粗びき黒こしょうをふる。

1人分 93 kcal
糖質 4.6g
たんぱく質 15.2g

オクラと豆腐のさっぱり梅スープ

オクラと長いもが入ったネバネバスープ！消化のいい豆腐なら夜遅くても◯。

材料（1人分）

- オクラ（小口切り）…2本（20g）
- 木綿豆腐（2cm角に切る）…150g
- 長いも（すりおろす）…50g
- 梅干し（種を取り除く）…1個
- A | 水…100ml
  | めんつゆ（3倍濃縮）…小さじ2
  | しょうゆ…小さじ1

作り方

1. 大きめの耐熱容器にオクラ、豆腐、長いも、Aを入れて混ぜる。ラップをかけ、電子レンジ（600W）で3分加熱する。
2. 梅干しをのせる。

1人分 84 kcal
糖質 5.5g
たんぱく質 6.6g

ソッコー作れる！
レンチンスープ10

はんぺんみそ汁

軽い食感のはんぺんは、
たんぱく質がとれる優れもの。
桜えびで香りをプラス。

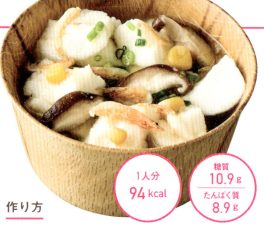

1人分 **94 kcal**
糖質 **10.9g**
たんぱく質 **8.9g**

材料（1人分）

はんぺん（手でちぎる）…50g
桜えび（乾燥）…大さじ1（3g）
しいたけ（薄切り）…1枚（15g）
コーン（冷凍）…20g
A｜水…200㎖
　｜みそ…小さじ2
小ねぎ（小口切り）…適量

作り方

1 大きめの耐熱容器にはんぺん、桜えび、しいたけ、コーン、Aを入れて混ぜる。ラップをかけ、電子レンジ（600W）で3分加熱する。
2 器に盛り、小ねぎを散らす。

ツナトマトスープ

トマトジュースは手軽に栄養を補えて、
うまみもたっぷりなので、スープにピッタリ！

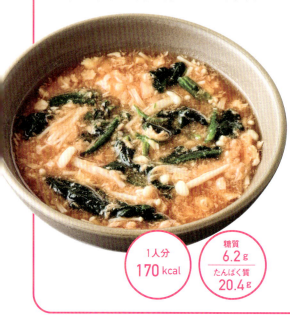

1人分 **170 kcal**
糖質 **6.2g**
たんぱく質 **20.4g**

材料（1人分）

ツナ水煮缶（汁けを軽く切る）…1缶（70g）
えのきだけ（4等分に切る）…20g
ほうれん草（冷凍）…20g
卵（溶きほぐす）…1個（60g）
A｜水…100㎖
　｜トマトジュース（無塩）…100㎖
　｜コンソメ（顆粒）…小さじ1½

作り方

1 大きめの耐熱容器にツナ、えのきだけ、ほうれん草、Aを入れて混ぜる。ラップをかけ、電子レンジ（600W）で3分加熱する。
2 溶き卵を加え、ラップをかけて電子レンジでさらに1分加熱する。

しらすと豆苗のかきたまスープ

1人分 124 kcal
糖質 5.4g
たんぱく質 11.2g

ふんわりかきたまでホッとする一杯。
不足しがちなカルシウムをしらすで補給して。

材料（1人分）

- しらす干し…10g
- 豆苗（半分の長さに切る）…20g
- 卵（溶きほぐす）…1個（60g）
- A 水…200ml
    鶏がらスープの素（顆粒）
      …小さじ1
    しょうゆ…小さじ½
- 水溶き片栗粉
    …片栗粉大さじ½＋水大さじ½

作り方

1. 大きめの耐熱容器に豆苗、Aを入れて混ぜる。ラップをかけ、電子レンジ（600W）で2分加熱する。
2. 水溶き片栗粉を加えてよく混ぜたら、ラップをかけて電子レンジでさらに1分加熱したら混ぜる。
3. 溶き卵を加え、ラップをかけて電子レンジでさらに1分加熱する。しらすを加えて混ぜる。

鶏のエスニックスープ

暑い日でも食べやすいスープです。
シャキシャキの玉ねぎがアクセント。
酸っぱうま辛い味わいがクセになる！

材料（1人分）

- 鶏ひき肉…50g
- パプリカ（赤・みじん切り）…¼個（30g）
- 玉ねぎ（みじん切り）…¼個（50g）
- しょうが（すりおろす）…½かけ（5g）
- パクチー（2cm幅に切る）…½本（15g）
- A 水…200ml
    鶏がらスープの素（顆粒）…小さじ1
    ナンプラー…小さじ½
    豆板醤…小さじ¼
- レモン汁…小さじ1

作り方

1. 大きめの耐熱容器にひき肉、パプリカ、玉ねぎ、しょうが、Aを入れて混ぜる。ラップをかけ、電子レンジ（600W）で4分加熱する。
2. 軽く混ぜ、パクチー、レモン汁を加え、ラップをかけて電子レンジでさらに1分加熱する。

1人分 125 kcal
糖質 7.5g
たんぱく質 10.5g

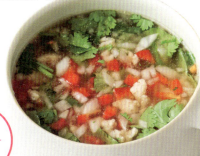

ソッコー作れる！
レンチンスープ10

丸ごとトマトスープ
ジューシーなトマトでリコピンを摂取！

材料（1人分）

トマト（6等分に切る）…1個（150g）
ウインナーソーセージ
　（1cm幅の斜め切り）…2本（40g）
ブロッコリー（冷凍）…30g
水…200mℓ
コンソメ（顆粒）…小さじ½

作り方

大きめの耐熱容器にすべての材料を入れて混ぜる。ラップをかけ、電子レンジ（600W）で3分加熱する。

1人分 181 kcal
糖質 9.6g
たんぱく質 7.7g

海鮮卵スープ
シーフードミックスでたんぱく質バッチリ！

材料（1人分）

シーフードミックス（冷凍）…50g
にんじん（せん切り）…¼本（30g）
卵（溶きほぐす）…1個（60g）
A｜水…200mℓ
　｜牛だし（顆粒）…小さじ1½
　｜塩…ひとつまみ
白いりごま…適量

作り方

1　大きめの耐熱容器にシーフードミックス、にんじん、Aを入れて混ぜる。ラップをかけ、電子レンジ（600W）で5分加熱する。
2　溶き卵を加えてラップをかけ、電子レンジでさらに1分加熱する。白いりごまをふる。

1人分 142 kcal
糖質 4.8g
たんぱく質 15.2g

ピリ辛もずくスープ
もずくの喉ごしがやみつきに！

材料（1人分）

もずく…50g
絹ごし豆腐…150g
長ねぎ（小口切り）…10cm（20g）
A｜水…200mℓ
　｜牛だし（顆粒）…小さじ2
　｜オイスターソース…小さじ½
　｜豆板醤…小さじ¼
白いりごま…適量

作り方

大きめの耐熱容器にもずく、長ねぎ、Aを入れて混ぜ、豆腐はスプーンですくって加える。ラップをかけ、電子レンジ（600W）で4分加熱する。白いりごまをふる。

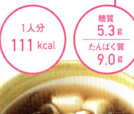

1人分 111 kcal
糖質 5.3g
たんぱく質 9.0g

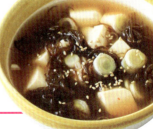

PART 3

うまみがアップ！
魚介・卵・豆腐が
主役のスープ

健康的にやせるために、さまざまな食材から
たんぱく質をとりましょう。
魚の切り身、えび、さば缶、貝、豆腐、厚揚げ……
バラエティ豊かなメニューをチェック！

魚介

1人分 174 kcal

糖質 12.9 g
たんぱく質 16.8 g

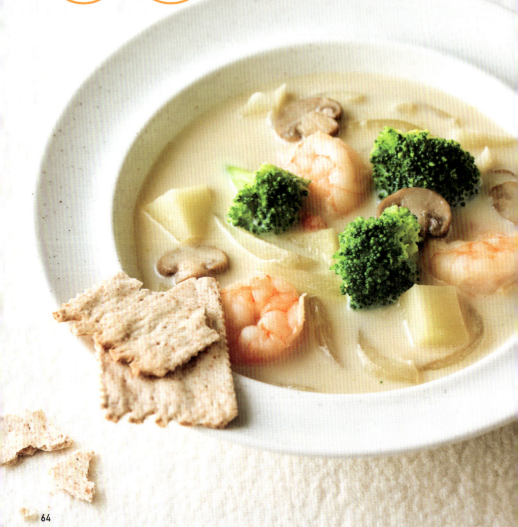

えびとブロッコリーの豆乳スープ

えびとブロッコリーの彩りがきれいなスープ。
ブロッコリーはたんぱく質の吸収を促すビタミンB_6が豊富！

材料（2人分）

むきえび…100g
ブロッコリー（小房に分ける）…50g
ホワイトマッシュルーム（薄切り）…4個
玉ねぎ（薄切り）…1/2個
じゃがいも（2cm角に切る）…1個
A｜水…200ml
　｜コンソメ（顆粒）…大さじ1
無調整豆乳…200ml
オリーブ油…小さじ1

MEMO

えびはたんぱく質が豊富で低脂質な優秀食材。タウリンなど健康にうれしい栄養素も含まれている

作り方

1 鍋にオリーブ油を中火で熱し、えびを両面焼いたら一度取り出す（a）。同じ鍋にブロッコリー、マッシュルーム、玉ねぎ、じゃがいもを入れて玉ねぎが透き通ってくるまで炒める。

2 Aを加え、煮立ったらふたをして弱火でじゃがいもがやわらかくなるまで煮る。

3 火を止めて、えびを戻し入れ、無調整豆乳を加え、豆乳が沸騰しないように弱火で加熱する（b）。

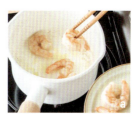

えびは煮込み過ぎると縮んでしまうので、焼いたら一度取り出して

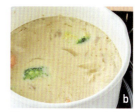

鍋のふちにフツフツと気泡が立ってきたらOK！

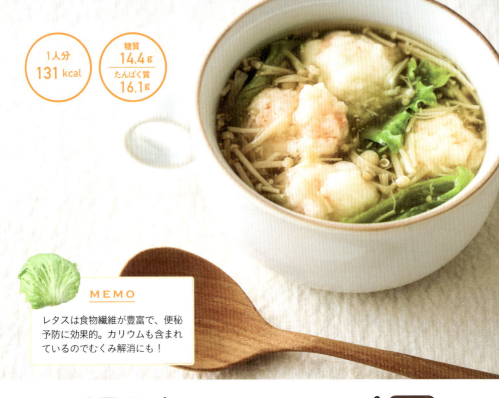

1人分 **131 kcal**
糖質 **14.4g**
たんぱく質 **16.1g**

MEMO
レタスは食物繊維が豊富で、便秘予防に効果的。カリウムも含まれているのでむくみ解消にも！

えび団子とレタスのスープ 和風

ふわふわはんぺんにプリッとしたえびの食感がアクセント。
レタスとえのきだけ入りで、食物繊維もたっぷり補給。

材料（2人分）

むきえび（みじん切り）…100g
はんぺん…100g
えのきだけ（半分の長さに切る）…1/2袋
レタス（食べやすい大きさにちぎる）…100g
片栗粉…小さじ1
A　水…400mℓ
　　白だし…大さじ2
水溶き片栗粉
　…片栗粉大さじ1＋水大さじ1

作り方

1. ボウルにえび、はんぺん、片栗粉を入れてよく混ぜ合わせ、ひと口大に丸める。

2. 鍋にAを入れ、中火にかける。煮立ったら1、えのきだけを加え、ふたをして弱火で8分ほど煮る。レタス、水溶き片栗粉を加え、ひと煮立ちさせる。

白身魚のチゲスープ 韓国

淡泊な白身魚にピリ辛のコクありスープが合う！
キムチは整腸作用と発汗作用が期待できます。

材料（2人分）

- 白身魚（たらなど・ペーパータオルで水分を拭き取り、食べやすい大きさに切る）…2切れ
- 長ねぎ（1cm幅の斜め切り）…½本
- 白菜キムチ…70g
- まいたけ（食べやすい大きさにほぐす）…50g
- にら（5cm長さに切る）…2本
- しょうが、にんにく（各すりおろす）…各1かけ
- 水…400mℓ
- 酒、みそ…各大さじ1
- コチュジャン…大さじ½
- 鶏がらスープの素（顆粒）…小さじ1

作り方

1. 鍋ににら以外のすべての材料を入れ、中火にかける。煮立ったらふたをして弱火で白身魚に火が通るまで煮る。
2. にらを加えてさっと煮る。

1人分 139kcal
糖質 7.2g
たんぱく質 21.7g

PART 3 魚介・卵・豆腐 魚介

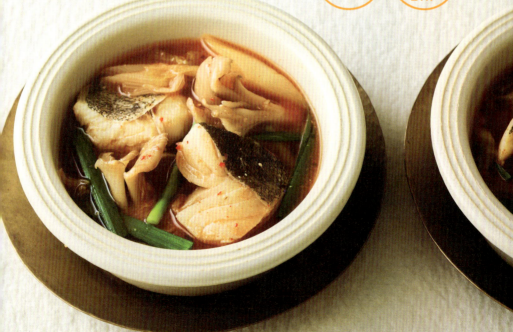

トムヤムクン　エスニック

ナンプラーとコチュジャンで、お手軽にエスニックスープを再現。
カリウムが多く含まれるココナッツミルクで、むくみもスッキリ！

材料（2人分）

- むきえび…100g
- 玉ねぎ（薄切り）…½個
- ブラウンマッシュルーム（薄切り）…4個
- ミニトマト…5個
- しょうが（すりおろす）…1かけ
- A
  - 水…400ml
  - 鶏がらスープの素（顆粒）、ナンプラー…各小さじ2
  - コチュジャン…小さじ1
  - 砂糖、一味唐辛子…各少々
- レモン汁…小さじ2
- ココナッツミルク…大さじ2
- パクチー（ざく切り）…適量

作り方

1. 鍋にえび、玉ねぎ、マッシュルーム、しょうが、Aを入れて中火にかける。煮立ったらふたをして弱火で玉ねぎに火が通るまで煮る。ミニトマト、レモン汁、ココナッツミルクを加えてさっと煮る。
2. 器に盛り、パクチーをのせる。

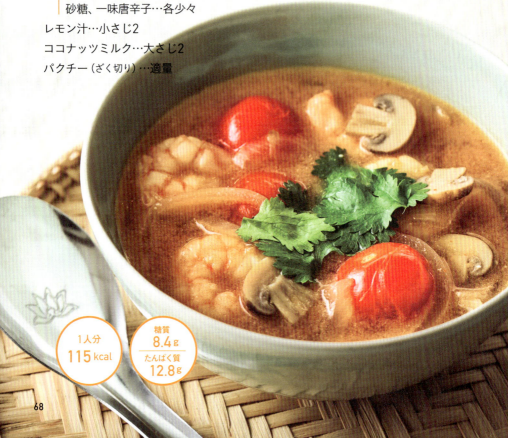

1人分 115kcal
糖質 8.4g
たんぱく質 12.8g

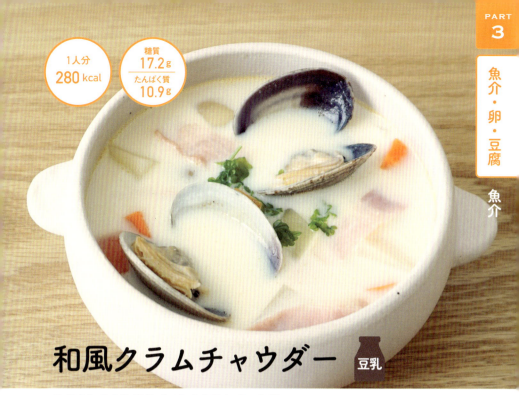

1人分 280 kcal
糖質 17.2g
たんぱく質 10.9g

PART 3 魚介・卵・豆腐 魚介

和風クラムチャウダー　豆乳

みそを加えた和風テイストのクラムチャウダー。
あさりとベーコンからいいだしが出て、奥深い味わいです。

材料（2人分）

あさり（砂抜き済み）…8個
じゃがいも（さいの目切り）…1個
玉ねぎ（さいの目切り）…½個
にんじん（さいの目切り）…¼本
ベーコン（1cm幅に切る）…50g
米粉…大さじ1
A　水…200㎖
　　酒、みそ…各大さじ1
B　無調製豆乳…200㎖
　　塩、こしょう…各少々
バター…10g
パセリ…適量

作り方

1. 鍋にバターを中火で溶かし、じゃがいも、玉ねぎ、にんじん、ベーコンを炒める。玉ねぎが透き通ってきたらあさり、米粉を加え、粉っぽさがなくなるまで炒める。Aを加え、煮立ったらふたをして弱火で具材に火が通るまで煮る。

2. 火を止めてBを加え、豆乳が沸騰しないように弱火で加熱する。

3. 器に盛り、パセリをのせる。

> **MEMO**
> あさりはダイエット中に不足しがちな鉄分が豊富。低脂質でたんぱく質が多いのも特徴

鮭とレモンのスープ 洋風

レモンのさわやかな酸味がクセになる！
鮭には体内の代謝をスムーズにするビタミンB群が豊富。

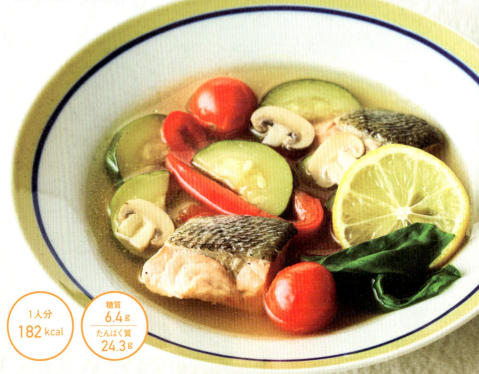

1人分 182 kcal
糖質 6.4g
たんぱく質 24.3g

材料（2人分）

- 生鮭（塩、こしょう各少々をふり、食べやすい大きさに切る）…2切れ
- ズッキーニ（5mm厚さの半月切り）…100g
- ホワイトマッシュルーム（薄切り）…4個
- パプリカ（赤・細切り）…½個
- ミニトマト…4個
- A │ 水…400mℓ
  │ コンソメ（顆粒）…大さじ1
- オリーブ油…小さじ1
- レモン（薄切り）…2枚
- バジル…適量

作り方

1. 鍋にオリーブ油を中火で熱し、鮭を両面焼いたら一度取り出す。同じ鍋にズッキーニ、マッシュルーム、パプリカを入れてしんなりするまで炒める。

2. Aを加え、煮立ったらふたをして弱火で5分ほど煮る。鮭を戻し入れ、ミニトマトを加えてさっと煮る。

3. 器に盛り、レモン、バジルをのせる。

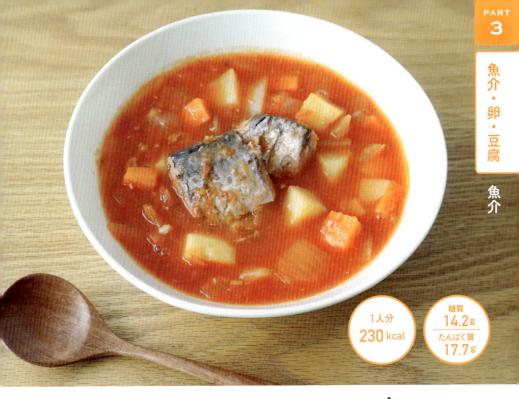

1人分 230 kcal
糖質 14.2g
たんぱく質 17.7g

さば缶のミネストローネ トマト

さばの缶詰を使ったお手軽でうまみたっぷりのスープ。
骨ごと食べられるから、カルシウムもバッチリ摂取できます。

材料（2人分）

さば水煮缶…1缶（190g）
玉ねぎ（さいの目切り）…½個
じゃがいも（さいの目切り）…1個
にんじん（さいの目切り）…⅓本
トマト缶（カット）…½缶（200g）
A｜ 水…200mℓ
　｜ コンソメ（顆粒）…大さじ1
オリーブ油…小さじ1

作り方

1. 鍋にオリーブ油を中火で熱し、玉ねぎ、じゃがいも、にんじんを入れて玉ねぎが透き通ってくるまで炒める。
2. トマトを加え、汁けが⅔程度になるまで煮る。缶汁をきったさば、Aを加え、煮立ったらふたをして弱火で5分ほど煮る。

MEMO

さばに含まれるオメガ3系脂肪酸は中性脂肪を減らし、代謝アップの効果も期待大

卵

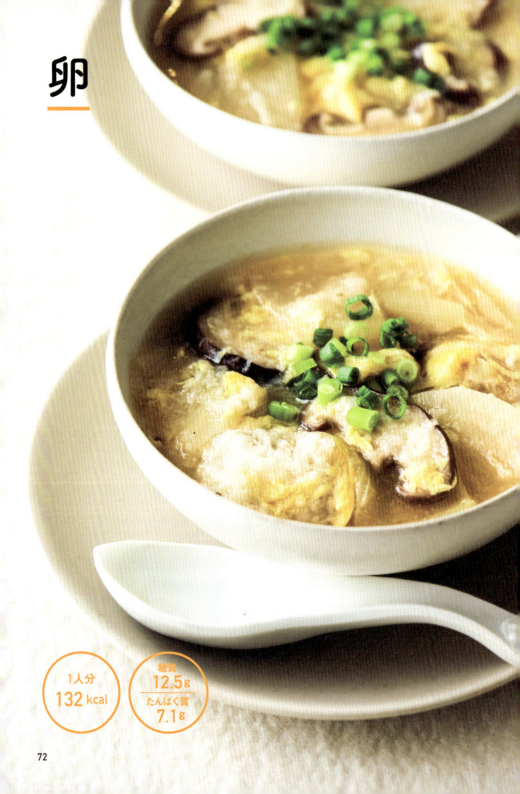

1人分 **132** kcal
糖質 **12.5**g
たんぱく質 **7.1**g

とろたま中華スープ （中華）

すりおろした長いもが入った口当たりのいいスープ。
食物繊維が含まれるので、血糖値の急激な上昇を抑えてくれます。

材料（2人分）

卵（溶きほぐす）…1個
長いも（すりおろす）…100g
しいたけ（薄切り）…2枚
大根（5mm厚さのいちょう切り）…150g
長ねぎ（斜め薄切り）…½本
A｜水…400ml
　｜鶏がらスープの素（顆粒）…大さじ1
　｜しょうゆ…小さじ2
粗びき黒こしょう、ごま油…各適量
小ねぎ（小口切り）…適量

作り方

1. 鍋にしいたけ、大根、長ねぎ、Aを入れて中火にかける。煮立ったらふたをして弱火で大根が透き通ってくるまで煮る。溶き卵を回し入れ（a）、ひと煮立ちさせる。長いも（b）、粗びき黒こしょう、ごま油を加えてさっと煮る。

2. 器に盛り、小ねぎをのせる。

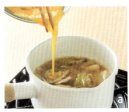

溶き卵は細くゆっくり入れるとふわふわに仕上がります

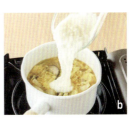

とろろは生でも食べられるので、さっと煮るだけでOK

MEMO
卵は完全栄養食品とも呼ばれ、必須アミノ酸のバランスがいい良質なたんぱく質を含んでいる

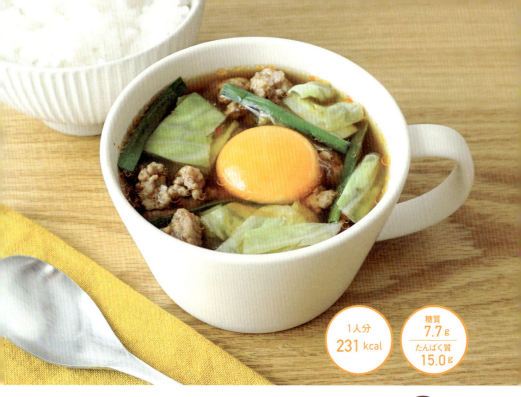

1人分 231 kcal

糖質 7.7g
たんぱく質 15.0g

豚にらたまスタミナスープ 中華

疲れを感じたときにおすすめのスープ。
豚肉には脂肪燃焼を助ける働きがある栄養素も！

材料（2人分）

卵黄…2個
豚ひき肉…100g
にら（5cm長さに切る）…4本
キャベツ（ざく切り）…150g
しょうが、にんにく（各みじん切り）
　…各1かけ
豆板醤…小さじ1
A｜水…400ml
　｜オイスターソース…大さじ2
　｜鶏がらスープの素（顆粒）…小さじ1
ごま油…小さじ1

作り方

1　鍋にごま油を弱火で熱し、しょうが、にんにく、豆板醤を炒める。香りが立ったらひき肉を加えて中火で炒める。肉の色が変わってきたらキャベツを加えてしんなりするまで炒める。

2　Aを加え、煮立ったらふたをして弱火で5分ほど煮る。にらを加えてさっと煮る。

3　器に盛り、卵黄をのせる。

きのこたっぷり
デトックス卵スープ 牛だし

きのこ3種類と牛だしのうまみにしょうがの風味がアクセント。
食物繊維が豊富なきのこは満腹感を得やすく、腹持ちも○。

材料（2人分）

卵（溶きほぐす）…1個
えのきだけ（半分の長さに切る）…1/2袋
しいたけ（薄切り）…3枚
エリンギ（短冊切り）…2本
にんじん（5mm厚さの半月切り）…1/3本
しょうが（すりおろす）…1かけ
水…400ml
牛だし（顆粒）…大さじ1 1/2
粗びき黒こしょう…適量

作り方

1 鍋に卵と粗びき黒こしょう以外のすべての材料を入れ、中火にかける。煮立ったらふたをして弱火で5分ほど煮る。溶き卵を回し入れ、ふんわり浮いたら火を止める。

2 器に盛り、粗びき黒こしょうをふる。

MEMO
えのきだけに含まれるエノキタケリノール酸には内臓脂肪を減らす効果に期待大

1人分 106 kcal
糖質 8.2g
たんぱく質 7.5g

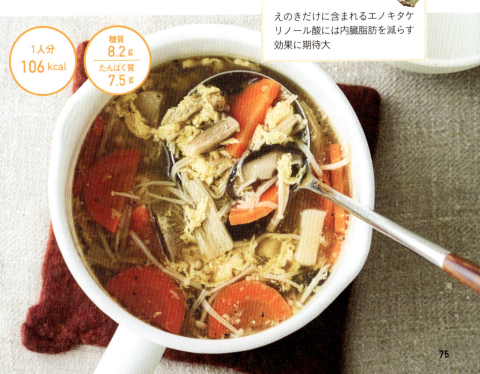

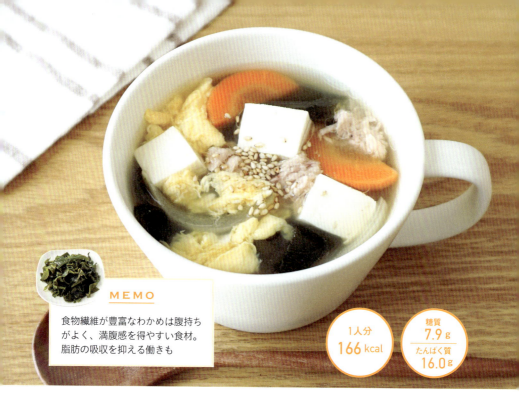

MEMO
食物繊維が豊富なわかめは腹持ちがよく、満腹感を得やすい食材。脂肪の吸収を抑える働きも

1人分 166 kcal
糖質 7.9g
たんぱく質 16.0g

ツナとわかめの卵スープ 牛だし

おなじみのわかめスープに、野菜や豆腐を加えて具だくさんに！
ツナは油漬けではなく、ノンオイルタイプを使うとヘルシー。

材料（2人分）

卵（溶きほぐす）…1個
ツナ水煮缶（汁けをきる）…1缶（70g）
わかめ（乾燥）…2g
木綿豆腐（2cm角に切る）…150g
玉ねぎ（薄切り）…½個
にんじん（5mm厚さの半月切り）…¼本
A ┃ 水…400mℓ
　 ┃ 牛だし（顆粒）…大さじ1½
白いりごま…適量

作り方

1 鍋にツナ、わかめ、豆腐、玉ねぎ、にんじん、Aを入れて中火にかける。煮立ったらふたをして弱火で玉ねぎが透き通ってくるまで煮る。溶き卵を回し入れ、ふんわり浮いたら火を止める。

2 器に盛り、白いりごまをふる。

巣ごもりスープ 洋風

煮込んだ野菜の中に卵を落とせば、鳥の巣のような見た目に。
キャベツやまいたけでかさ増ししているから、食べ応えも十分。

材料（2人分）

卵…2個
キャベツ（せん切り）…100g
パプリカ（黄・さいの目切り）…1/2個
まいたけ（粗みじん切り）…30g
ウインナーソーセージ（1cm幅に切る）
　…4本
水…400㎖
コンソメ（顆粒）…大さじ1
塩…少々
粗びき黒こしょう…適量

作り方

1. 鍋に卵と粗びき黒こしょう以外のすべての材料を入れ、中火にかける。煮立ったらふたをして弱火で8分ほど煮る。卵を割り入れ、好みのかたさになるまで加熱する。

2. 器に盛り、粗びき黒こしょうをふる。

PART 3 魚介・卵・豆腐 卵

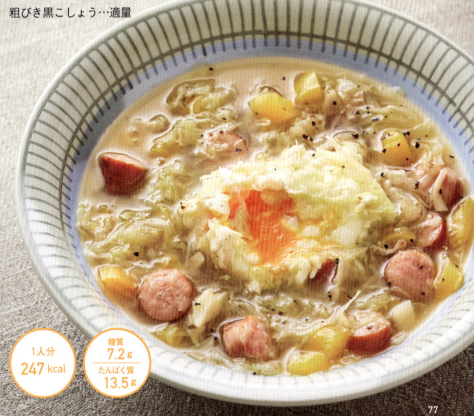

1人分 247 kcal
糖質 7.2g
たんぱく質 13.5g

豆腐

1人分
316 kcal

糖質 **14.4**g
たんぱく質 **20.7**g

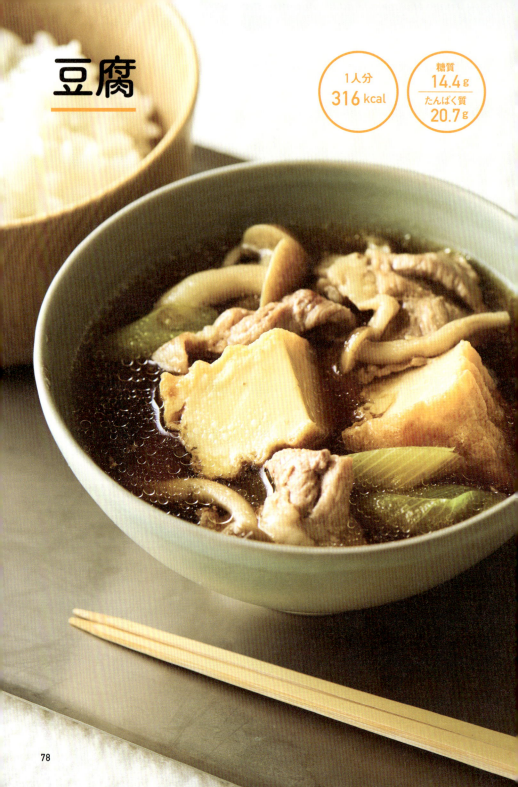

厚揚げのあんかけスープ 和風

厚揚げと豚肉でボリューム満点のあんかけスープ。
しょうゆとめんつゆベースの甘辛い味がごはんによく合います。

材料（2人分）

厚揚げ（ひと口大に切る）…150g
豚こま切れ肉（大きいものはひと口大に切る）…100g
長ねぎ（1cm幅の斜め切り）…½本
しめじ（ほぐす）…50g
A｜水…400㎖
　　しょうゆ、めんつゆ（3倍濃縮）…各大さじ2
　　みりん…大さじ1
水溶き片栗粉…片栗粉大さじ1＋水大さじ1
米油…小さじ1

作り方

1. 鍋に米油を中火で熱し、豚肉を炒める。肉の色が変わってきたら厚揚げ、長ねぎ、しめじ、Aを加える（a）。煮立ったらふたをして弱火で8分ほど煮る。

2. 水溶き片栗粉を加えて（b）ひと煮立ちさせる。

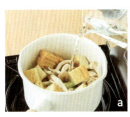

食材と一緒に水と調味料を入れてコトコト煮込めばOK

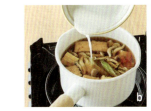

水溶き片栗粉は加える直前によく混ぜて

MEMO
厚揚げは植物性たんぱく質が豊富で低糖質。ペーパータオルで余分な油を拭き取るとカロリーオフに

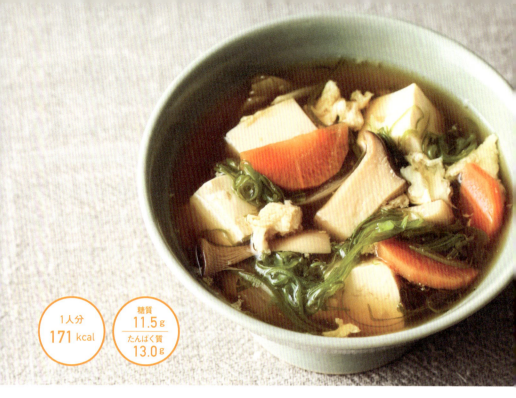

1人分 171 kcal
糖質 11.5g
たんぱく質 13.0g

豆腐とめかぶの和風スープ

めかぶのとろみでツルッとさっぱりいただけます。
豆腐と卵でたんぱく質もしっかり摂取。

材料（2人分）

木綿豆腐（2cm角に切る）…150g
めかぶ…2パック（90g）
玉ねぎ（薄切り）…1/2個
にんじん（5mm厚さの半月切り）…1/3本
エリンギ（短冊切り）…2本
卵（溶きほぐす）…1個
水…400mℓ
めんつゆ（3倍濃縮）…大さじ2
しょうゆ…大さじ1½

作り方

1. 鍋にめかぶと卵以外のすべての材料を入れ、中火にかける。煮立ったらふたをして弱火でにんじんがやわらかくなるまで煮る。
2. めかぶを加え、溶き卵を回し入れ、ふんわり浮いたら火を止める。

MEMO

めかぶは低カロリーで食物繊維が多く、血糖値の急上昇を抑える働きがある。ミネラルも豊富

丸ごと豆腐スープ 豆乳

豆腐と豆乳のＷイソフラボンで、女性にうれしい健康効果も。
みそ入りのスープはクリーミーでホッとする味わいです。

材料（2人分）

木綿豆腐（半分に切る）…200g
豚こま切れ肉（大きいものは
　ひと口大に切る）…100g
にんじん（5mm厚さの半月切り）…¼本
もやし…½袋
A 　水…200mℓ
　　　みそ…大さじ1½
　　　鶏がらスープの素（顆粒）…小さじ1
無調整豆乳…200mℓ
ごま油…小さじ1
小ねぎ（小口切り）…適量

作り方

1 鍋にごま油を中火で熱し、豚肉を炒める。肉の色が変わってきたらにんじんを加え、しんなりするまで炒める。

2 もやし、**A**を加え、煮立ったらふたをして弱火で5分ほど煮る。火を止めて、豆腐、無調整豆乳を加え、豆乳が沸騰しないように弱火で加熱する。

3 器に盛り、小ねぎを散らす。

PART 3
魚介・卵・豆腐
豆腐

1人分 287 kcal
糖質 8.1g
たんぱく質 22.9g

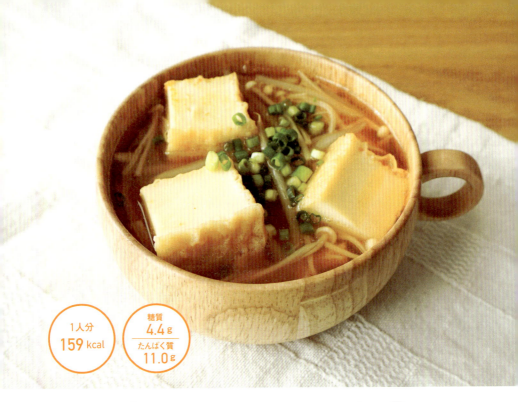

1人分 159 kcal
糖質 4.4 g
たんぱく質 11.0 g

厚揚げのコクうまスープ 韓国

かさ増し食材を使ったスープは、肉なしでもボリューム十分。
コチュジャンのピリッとした辛さがたまりません！

材料（2人分）

厚揚げ（ひと口大に切る）…150g
もやし…½袋
えのきだけ（半分の長さに切る）…½袋
しょうが（すりおろす）…1かけ
水…400㎖
しょうゆ、酒…各大さじ1
鶏がらスープの素（顆粒）…大さじ½
コチュジャン…小さじ1
ごま油、小ねぎ（小口切り）…各適量

作り方

1. 鍋にごま油と小ねぎ以外のすべての材料を入れ、中火にかける。煮立ったらふたをして弱火で5分ほど煮る。ごま油を回し入れて火を止める。

2. 器に盛り、小ねぎをのせる。

MEMO

もやしは低カロリーで食物繊維が豊富なうえリーズナブル。カリウムも含まれるのでむくみの予防にも

辛くない白いスンドゥブ 韓国

魚介と牛だしのうまみをかけ合わせたスープはやみつき必至！
ツルッとした絹ごし豆腐は、低カロリーでたんぱく質もとれます。

PART 3

魚介・卵・豆腐

豆腐

材料（2人分）

絹ごし豆腐（2cm角に切る）…150g

豚こま切れ肉
　　（大きいものはひと口大に切る）…100g

あさり水煮缶…1缶（65g）

えのきだけ（半分の長さに切る）…¼袋

長ねぎ（1cm幅の斜め切り）…10cm

にら（5cm長さに切る）…2本

卵黄…2個

A 　水…400mℓ
　　牛だし（顆粒）…大さじ1

ごま油…小さじ1

作り方

1 鍋にごま油を中火で熱し、豚肉を炒める。

2 肉の色が変わってきたら豆腐、缶汁ごとのあさり、えのきだけ、長ねぎ、**A**を加え、煮立ったらふたをして弱火で5分ほど煮る。にらを加えてさっと煮る。

3 器に盛り、卵黄をのせる。

1人分 **289** kcal

糖質 **4.9**g
たんぱく質 **24.4**g

COLUMN

かさ増しで大満足！
ヘルシーおかず

「スープ以外にも食べたいかも」……そんなときは、かさ増し食材や野菜をたっぷり使った料理がおすすめ。日々の食卓で活躍するおかずと一品料理を紹介します。

こんなかさ増し食材使っています！

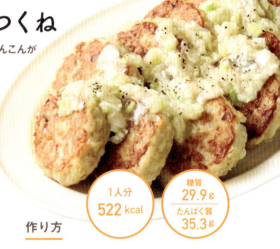

ねぎ塩れんこんつくね

ふわふわのはんぺんとシャキシャキのれんこんがひき肉のおいしさを引き立てる！

1人分 522 kcal
糖質 29.9 g
たんぱく質 35.3 g

材料（2人分）

鶏ひき肉…300g
れんこん（粗みじん切り）…100g
はんぺん…1枚（60g）
玉ねぎ（みじん切り）…½個
卵…1個
しょうが（みじん切り）…1かけ
片栗粉…大さじ3
しょうゆ、酒…各小さじ1
塩…ひとつまみ
A 　長ねぎ（みじん切り）…½本
　　塩麹…大さじ1
　　鶏がらスープの素（顆粒）、
　　　レモン汁、ごま油…各小さじ1
米油…大さじ1
粗びき黒こしょう…適量

作り方

1 ボウルにAと粗びき黒こしょう、米油以外のすべての材料を入れてよく混ぜ、ひと口大の円形に成形する。
2 フライパンに米油を中火で熱し、1を並べて両面に焼き色がつくまで焼く。
3 器に盛り、混ぜ合わせたAをかけ、粗びき黒こしょうをふる。

レンチン焼売

包まなくていい簡単焼売。
キャベツも一緒に召し上がれ！

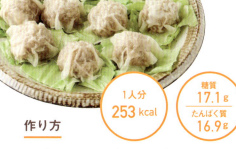

1人分 253 kcal
糖質 17.1g
たんぱく質 16.9g

材料（2人分）

豚ひき肉…150g
玉ねぎ（みじん切り）…¼個
たけのこ（水煮・粗みじん切り）…50g
キャベツ（ざく切り）…100g
しょうが（みじん切り）…1かけ
焼売の皮…10枚
A 片栗粉、酒…各大さじ1
　 鶏がらスープの素（顆粒）、しょうゆ
　　…各小さじ1
　 塩…少々

作り方

1 ボウルにひき肉、玉ねぎ、たけのこ、しょうが、Aを入れてよく混ぜ、10等分にして丸める。
2 大きめの耐熱皿にキャベツを敷き詰め、1をくっつかないようにおき、焼売の皮をかぶせる。
3 濡らしたペーパータオルをかぶせ、その上からふんわりとラップをかけ、電子レンジ（600W）で5分加熱する。

なすの甘酢挟み焼き

肉ダネにえのきだけを入れてかさ増しに！
青じその風味がさわやかに香ります。

材料（2人分）

なす（1cm幅に切る。塩少々をふり、
　10分ほどおいたら水分を拭く）…2本
鶏ひき肉…150g
青じそ（粗みじん切り）…5枚
えのきだけ（粗みじん切り）…20g
しょうが（すりおろす）…1かけ
片栗粉…適量
A 片栗粉…小さじ2
　 塩、こしょう…各少々
B しょうゆ、みりん、酒…各大さじ2
　 砂糖、酢…各大さじ1
ごま油…大さじ1
小ねぎ（小口切り）…適量

作り方

1 ボウルにひき肉、青じそ、えのきだけ、しょうが、Aを入れてよく混ぜる。
2 なすは片栗粉をふり、1を挟む。
3 フライパンにごま油を中火で熱し、2を両面に焼き色がつくまで焼き、混ぜ合わせたBを加えて煮からめる。
4 器に盛り、小ねぎを散らす。

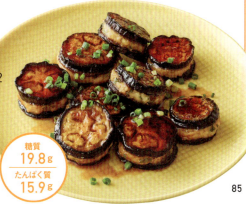

1人分 304 kcal
糖質 19.8g
たんぱく質 15.9g

> かさ増しで大満足！
ヘルシーおかず

長いもグラタン

ダイエット中でもグラタンは食べられます！
厚揚げと長いもでヘルシーでも満足度十分。

材料（2人分）

長いも（すりおろす）…200g
辛子明太子（薄皮を除いてほぐす）…1/2腹
厚揚げ（ひと口大に切る）…300g
めんつゆ（3倍濃縮）…大さじ1
ピザ用チーズ、刻みのり…各適量

作り方

1 ボウルに長いも、明太子、めんつゆを入れて混ぜる。
2 耐熱容器に厚揚げを等分に入れて1を等分にかけ、ピザ用チーズをのせ、オーブントースター（1000W）で焼き色がつくまで15分ほど焼き、のりを散らす。

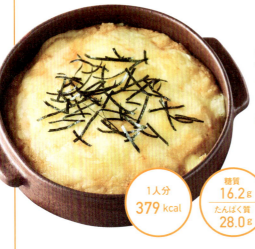

1人分 379 kcal
糖質 16.2g
たんぱく質 28.0g

ワンパンもやしバーグ

もやしを1袋ぜ～んぶ使ったヘルシーバーグ。
フライパンで混ぜて成形すれば後片付けもラク♪

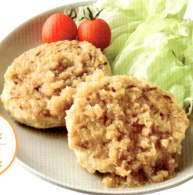

1人分 341 kcal
糖質 21.2g
たんぱく質 24.1g

材料（2人分）

鶏ひき肉…200g
もやし（袋の上から揉み、細かくする）…1袋
玉ねぎ（すりおろす）…1/2個
A│卵…1個
 │片栗粉…大さじ2
 │塩…小さじ1
B│みりん、酒…各大さじ2
 │しょうゆ…大さじ1

作り方

1 フライパンにひき肉、もやし、Aを入れて混ぜ、4等分にして楕円に成形する。フライパンに並べて中火にかけ、両面に焼き色がつくまで焼いたら器に盛る。
2 1のフライパンに玉ねぎ、Bを入れて弱火にかけ、好みの濃さになるまで煮詰めたら1にかける。

うま辛鶏キムチ

鶏肉でしっかりたんぱく質を補給。
野菜もたっぷり食べられます！

材料（2人分）

鶏むね肉（皮を除いてフォークで
　全面を刺す）…300g
白菜キムチ…100g
もやし…1袋（200g）
きゅうり（細切り）…1本
白いりごま…大さじ2
A｜酒…小さじ1
　｜塩…小さじ1/3
B｜砂糖、しょうゆ、みそ…各大さじ1
　｜豆板醤…小さじ1

作り方

1. 耐熱容器に鶏肉、Aを入れてなじませ、ラップをかけ、電子レンジ（600W）で3分加熱する。裏返してラップをかけ、さらに3分加熱する。粗熱をとり、手でほぐす。
2. 別の耐熱容器にもやしを入れてラップをかけ、電子レンジで3分加熱し、水けを絞る。
3. ボウルにBを入れて混ぜ合わせ、1、2、キムチ、きゅうり、白いりごまを加えてさっとあえる。

1人分 274 kcal ／ 糖質 11.1g ／ たんぱく質 41.4g

豚かに焼き

せん切りキャベツとかにかまでかさ増し。
マヨネーズを使わなければカロリーダウンに。

材料（1人分）

豚ロース薄切り肉
　（食べやすい大きさに切る）…30g
かに風味かまぼこ（裂く）…3本
卵（溶きほぐす）…2個
キャベツ（せん切り）…50g
中濃ソース、マヨネーズ、かつお節
　（各好みで）…各適量

作り方

1. 平たい耐熱皿にラップを敷いて溶き卵を流し入れ、下半分にキャベツをのせる。その上にかに風味かまぼこ、豚肉をのせる。
2. ふんわりとラップをかけ、電子レンジ（600W）で4分加熱する。ラップを外し、具材がのっていないほうのラップを持ち上げて半分に折りたたむ。
3. 器に盛り、好みでソース、マヨネーズ、かつお節をかける。

1人分 343 kcal ／ 糖質 11.5g ／ たんぱく質 26.5g

> かさ増しで大満足！
ヘルシー一品料理

1人分 312 kcal / 糖質 19.3g / たんぱく質 29.1g

切り干し親子丼

栄養価の高い切り干し大根に煮汁がしみ込んで絶品！

材料（2人分）

- 鶏もも肉（皮を除いてひと口大に切る）…150g
- 切り干し大根（水につけて戻す）…30g
- 玉ねぎ（薄切り）…½個
- 卵（溶きほぐす）…3個
- A │ 水…200ml
    │ めんつゆ（3倍濃縮）…大さじ4
- 温かいごはん、三つ葉（ざく切り）…各適量

作り方

1. 鍋にAを入れて中火にかけ、煮立ったら鶏肉、切り干し大根、玉ねぎを加え、ふたをして弱火で10分ほど煮る。
2. 溶き卵を回し入れてひと煮立ちさせる。
3. 器にごはんを盛り、2をのせ、三つ葉を添える。

ピリ辛麻婆（マーボー）うどん

たっぷりきのこの食物繊維でおなかすっきり！
野菜はキッチンバサミで切ればラク。

材料（2人分）

- うどん（冷凍・袋の表示通りに電子レンジで加熱する）…2玉
- 鶏ひき肉…100g
- えのきだけ（粗みじん切り）…1袋（200g）
- しいたけ（薄切り）…3枚
- にら（5cm長さに切る）…2本
- しょうが（すりおろす）…1かけ
- A │ 水…150ml
    │ 鶏がらスープの素（顆粒）、しょうゆ、酒、オイスターソース、みそ…各大さじ1
    │ 砂糖、豆板醤…各小さじ1
- 卵黄…2個
- ごま油…大さじ1

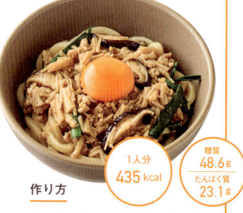

1人分 435 kcal / 糖質 48.6g / たんぱく質 23.1g

作り方

1. フライパンにごま油を中火で熱し、ひき肉を炒める。肉の色が変わってきたらえのきだけ、しいたけ、にら、しょうがを加えて炒める。野菜がしんなりしたらAを加えて煮る。汁けが軽く飛んだらうどんを加えてさっと混ぜ合わせる。
2. 器に盛り、卵黄をのせる。

PART 4

しみじみおいしい！
野菜が主役の
スープ

煮汁ごと食べるスープなら
野菜の栄養を余すことなく食べられます！
日頃から野菜が不足しがちな人も
具だくさんスープでしっかり栄養を補給して。

葉野菜

1人分 144 kcal
糖質 5.6g
たんぱく質 10.1g

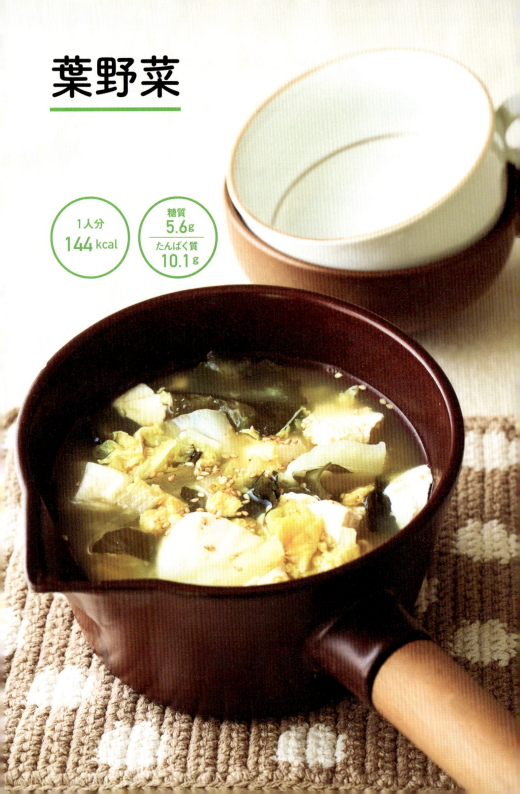

白菜のうまとろスープ みそ

白菜をくたくたに煮込んだやさしい味わいのスープ。
しょうがで体の内側からじんわりと温まる！

材料（2人分）

白菜（ざく切り）…100g
絹ごし豆腐…150g
わかめ（乾燥）…2g
卵（溶きほぐす）…1個
しょうが（すりおろす）…1かけ
A｜水…400ml
　｜みそ…大さじ1½
　｜塩麹…小さじ1
ごま油、白いりごま…各適量

作り方

1. 鍋に白菜、わかめ、しょうが、Aを入れ、豆腐はスプーンですくって加え（a）、中火にかける。煮立ったらふたをして弱火で白菜がやわらかくなるまで煮る。溶き卵を回し入れ（b）、ふんわり浮いたらごま油を回し入れ、火を止める。
2. 器に盛り、白いりごまをふる。

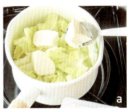
豆腐はスプーンで食べやすい大きさにすくって入れて

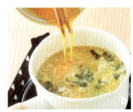
卵はよく溶きほぐしてから加えるのがコツ

MEMO

白いりごまに含まれる良質な脂質は健康にうれしい効果も。抗酸化作用をもつセサミンも豊富

PART 4 野菜 葉野菜

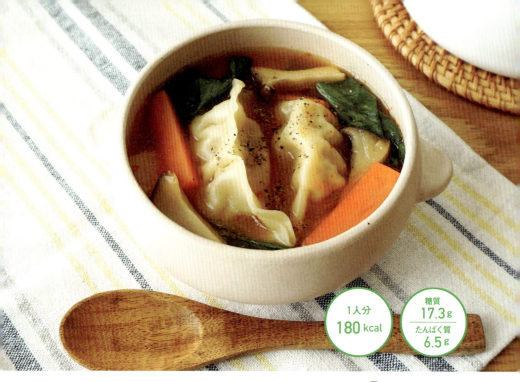

1人分 180 kcal
糖質 17.3g
たんぱく質 6.5g

小松菜と餃子のスープ 中華

冷凍の餃子を入れて、食べ応えのあるおかずスープに！
小松菜は不足しがちなカルシウムや鉄分の補給に◯。

材料（2人分）

- 小松菜（ざく切り）…1株
- 餃子（冷凍）…6個
- にんじん（短冊切り）…¼本
- エリンギ（短冊切り）…2本
- しょうが（すりおろす）…1かけ
- 豆板醤…小さじ1
- A
  - 水…400mℓ
  - 鶏がらスープの素（顆粒）…大さじ1
  - しょうゆ…小さじ1
- ごま油…小さじ1
- 粗びき黒こしょう…適量

作り方

1. 鍋にごま油を弱火で熱し、しょうが、豆板醤を炒める。香りが立ったらにんじんを加え、中火で軽く炒めたら小松菜の茎、エリンギを加えてさらに炒める。

2. 小松菜がしんなりしたら餃子、Aを加え、煮立ったらふたをして弱火で5分ほど煮る。小松菜の葉を加え、さっと煮る。

3. 器に盛り、粗びき黒こしょうをふる。

八宝菜スープ 中華

人気の中華おかずも、水分を多くすればスープに変身！
歯応えのある食材を取り入れて、よく噛むことを意識して。

PART 4 野菜 葉野菜

材料（2人分）

- 白菜（ざく切り）…150g
- 豚こま切れ肉
  （大きいものはひと口大に切る）…100g
- にんじん（短冊切り）…¼本
- きくらげ（乾燥・水で戻し、
  食べやすい大きさに切る）…8g
- うずらの卵（水煮）…6個
- A │ 水…400mℓ
     │ 鶏がらスープの素（顆粒）…大さじ1½
     │ 酒…大さじ1
     │ オイスターソース…小さじ1
     │ しょうゆ…小さじ½
- 水溶き片栗粉…片栗粉大さじ1＋水大さじ1
- ごま油…小さじ1

作り方

1. 鍋にごま油を中火で熱し、豚肉を炒める。肉の色が変わってきたら白菜、にんじんを加えてさらに炒める。
2. 野菜がしんなりしたらきくらげ、うずらの卵、Aを加え、煮立ったらふたをして弱火で5分ほど煮る。
3. 水溶き片栗粉を加えてひと煮立ちさせる。

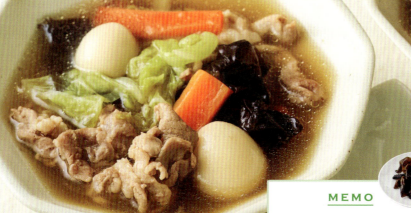

1人分 243kcal
糖質 10.6g
たんぱく質 15.0g

MEMO
食物繊維の多いきくらげは腸内環境の改善に◎。カルシウムやその吸収に欠かせないビタミンDも豊富

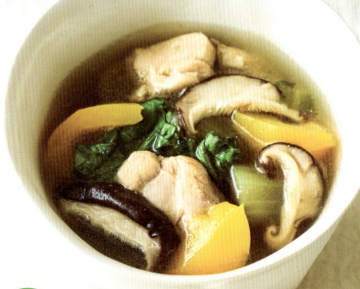

1人分 102 kcal
糖質 4.1g
たんぱく質 11.2g

チンゲン菜と鶏肉のうま塩スープ 中華

素材のおいしさをシンプルに塩で引き出して。
チンゲン菜やパプリカのカラフル野菜でビタミンやカロテンをプラス。

材料（2人分）

チンゲン菜（ざく切り）…1株
鶏もも肉（皮を除いてひと口大に切る）…100g
パプリカ（黄・食べやすい大きさの乱切り）
　…1/2個
しいたけ（薄切り）…3枚
A　水…400ml
　鶏がらスープの素（顆粒）…大さじ1
　塩…小さじ1/4
米油…小さじ1

作り方

1. 鍋に米油を中火で熱し、鶏肉を炒める。肉の色が変わってきたらチンゲン菜の茎、パプリカ、しいたけを加えてさらに炒める。

2. チンゲン菜がしんなりしたらチンゲン菜の葉、Aを加え、煮立ったらふたをして弱火で3分ほど煮る。

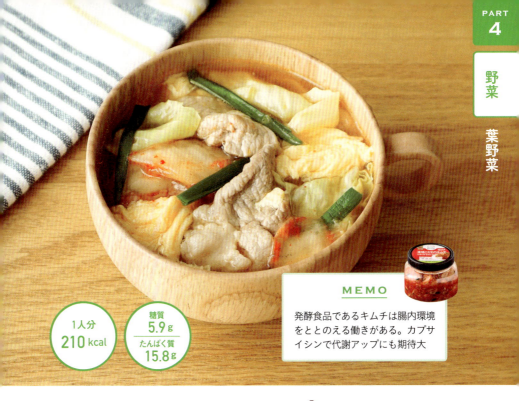

PART 4 野菜 葉野菜

1人分 210 kcal
糖質 5.9 g
たんぱく質 15.8 g

MEMO
発酵食品であるキムチは腸内環境をととのえる働きがある。カプサイシンで代謝アップにも期待大

温活キムチスープ キムチ

しょうがやにら、キムチに含まれる唐辛子など体を温める食材がたっぷり。辛うまスープで野菜がモリモリ食べられます！

材料（2人分）

白菜キムチ…80g
豚こま切れ肉
　（大きいものはひと口大に切る）…100g
キャベツ（ざく切り）…120g
にら（5cm長さに切る）…2本
卵（溶きほぐす）…1個
しょうが（すりおろす）…1かけ
A｜水…400㎖
　｜鶏がらスープの素（顆粒）…大さじ1
　｜しょうゆ…小さじ1
ごま油…小さじ1

作り方

1. 鍋にごま油を弱火で熱し、しょうがを炒める。香りが立ったら豚肉を加えて中火で炒める。

2. 肉の色が変わってきたらキムチ、キャベツ、Aを加え、煮立ったらふたをして弱火で5分ほど煮る。溶き卵を回し入れ、ふんわり浮いたらにらを加え、さっと煮る。

ピリ辛みそキムチスープ　キムチ

みそとキムチの発酵食品の組み合わせでコクうま！
水菜は食物繊維が多く、満腹感につながります。ビタミンB群も豊富。

材料（2人分）

白菜キムチ…70g
鶏むね肉（皮を除いてひと口大に切る）…100g
木綿豆腐（2cm角に切る）…150g
玉ねぎ（薄切り）…½個
水菜（ざく切り）…1株
A　水…400ml
　　みそ…大さじ1
　　鶏がらスープの素（顆粒）…小さじ1½
ごま油…小さじ1

作り方

1　鍋にごま油を中火で熱し、鶏肉をさっと炒める。

2　豆腐、玉ねぎ、キムチ、Aを加え、煮立ったらふたをして弱火で5分ほど煮る。水菜を加え、ひと煮立ちさせる。

1人分 177kcal
糖質 7.5g
たんぱく質 20.1g

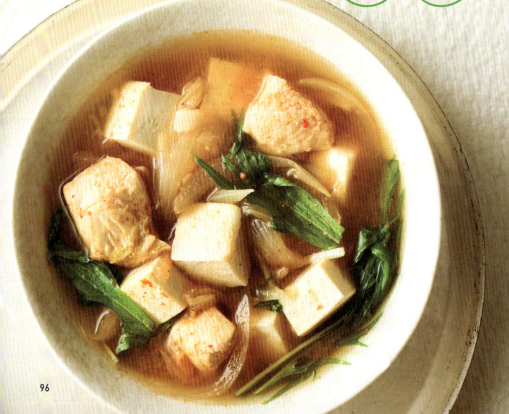

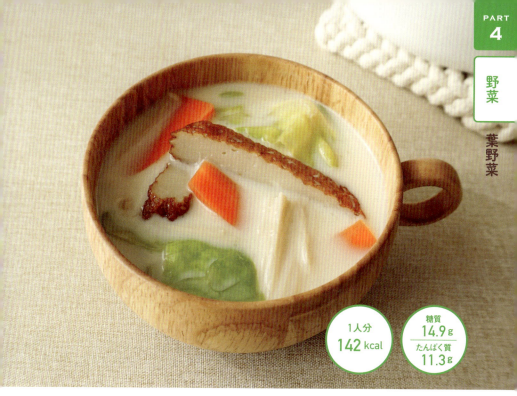

PART 4 野菜 | 葉野菜

1人分 142 kcal
糖質 14.9g
たんぱく質 11.3g

キャベツとさつま揚げのスープ

さつま揚げのうまみが溶け出たマイルドなスープが絶品。
食物繊維やカリウムが豊富なキャベツがたっぷりとれます！

材料（2人分）

キャベツ（ざく切り）…100g
さつま揚げ（細切り）…3枚
にんじん（短冊切り）…1/3本
えのきだけ（半分の長さに切る）
　…1/2袋
水…200ml
鶏がらスープの素（顆粒）
　…大さじ1
しょうゆ…小さじ1/2
無調整豆乳…200ml

作り方

1. 鍋にさつま揚げと無調整豆乳以外のすべての材料を入れ、中火にかけ、煮立ったらふたをして弱火で8分ほど煮る。

2. 火を止めてさつま揚げ、無調整豆乳を加え、豆乳が沸騰しないように弱火で加熱する。

MEMO

キャベツは食物繊維が豊富で便秘の解消に役立つ。ビタミンCも多く、きれいにやせるのに◯

実もの野菜

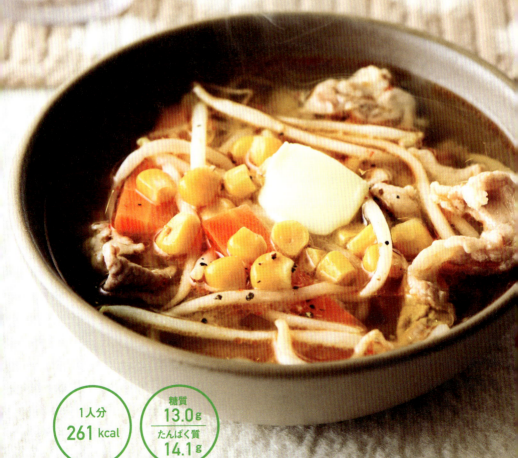

1人分 261 kcal
糖質 13.0g
たんぱく質 14.1g

もやしとコーンの
みそバタースープ　みそ

みそバターの濃厚な香りと味わいがあと引くおいしさ。
バターはカロリーは高いですが、少量なら満足感アップに！

材料（2人分）

コーン（冷凍）…80g
豚こま切れ肉
　（大きいものはひと口大に切る）…100g
もやし…½袋
にんじん（短冊切り）…⅓本
しょうが、にんにく（各すりおろす）…各1かけ
豆板醤…小さじ1

A｜水…400mℓ
　｜みそ…大さじ2
　｜酒…大さじ1
　｜鶏がらスープの素（顆粒）
　｜　…小さじ1
ごま油…小さじ1
バター…10g
粗びき黒こしょう…適量

作り方

1 鍋にごま油を弱火で熱し、しょうが、にんにく、豆板醤を炒める（a）。香りが立ったら豚肉を加えて中火で炒める。肉の色が変わってきたらにんじんを加えて軽く炒める。

2 Aを加え、煮立ったらふたをして弱火で5分ほど煮る。コーン、もやし（b）を加えてさっと煮る。

3 器に盛り、バターをのせて粗びき黒こしょうをふる。

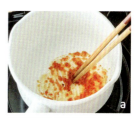

香味野菜と豆板醤は炒めることで香りが引き立つ

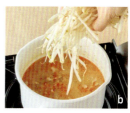

もやしは食感が残るように仕上げに加えて

MEMO

昔から「みそは医者いらず」と言われているほど健康にいいとされるみそは、ダイエットの強い味方

PART 4　野菜　実もの野菜

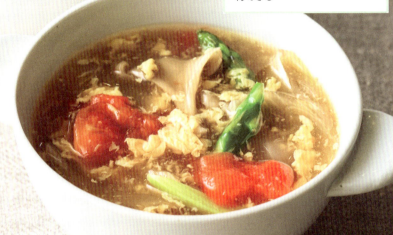

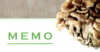

MEMO

まいたけには食物繊維が多く、コレステロール値を下げる働きも期待できる

トマたまスープ 中華

赤・黄・緑と彩りがきれいな栄養満点スープ。
まいたけはきのこ類のなかでもとくにビタミンDが豊富。

材料（2人分）

トマト（乱切り）…1個
グリーンアスパラガス
　（5cm長さの斜め切り）…2本
玉ねぎ（薄切り）…1/2個
まいたけ（食べやすい大きさにほぐす）…50g
卵（溶きほぐす）…1個
A｜水…400ml
　｜鶏がらスープの素（顆粒）…大さじ1
　｜しょうゆ、オイスターソース
　｜　…各小さじ1
水溶き片栗粉…片栗粉大さじ1＋水大さじ1

作り方

1. 鍋にアスパラガス、玉ねぎ、まいたけ、Aを入れて中火にかけ、煮立ったらふたをして弱火で5分ほど煮る。トマトを加え、さらに3分ほど煮る。

2. 水溶き片栗粉を加えてひと煮立ちさせ、溶き卵を回し入れ、ふんわり浮いたら火を止める。

1人分 117 kcal
糖質 13.5g
たんぱく質 6.8g

たっぷりなすのキーマスープ　カレー

ごはんによく合うスープは、とろみはつけずサラッとした仕上がりに。
なすに含まれるカリウムは、塩分のとり過ぎを調整します。

PART 4　野菜　実もの野菜

材料（2人分）

- なす（さいの目切り）…2本
- 豚ひき肉…100g
- 玉ねぎ（さいの目切り）…¼個
- えのきだけ（1cm長さに切る）…¼袋
- A｜水…400㎖
   　｜カレー粉、トマトケチャップ、
   　｜　コンソメ（顆粒）…各大さじ1
   　｜しょうゆ…小さじ1
- オリーブ油…小さじ1

作り方

1. 鍋にオリーブ油を中火で熱し、ひき肉を炒める。肉の色が変わってきたらなす、玉ねぎ、えのきだけを加えてさらに炒める。
2. 野菜がしんなりしたらAを加え、煮立ったらふたをして弱火で8分ほど煮る。

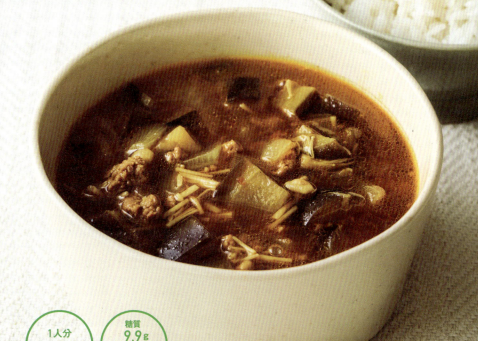

1人分 185kcal　糖質 9.9g　たんぱく質 11.7g

根菜・いも類

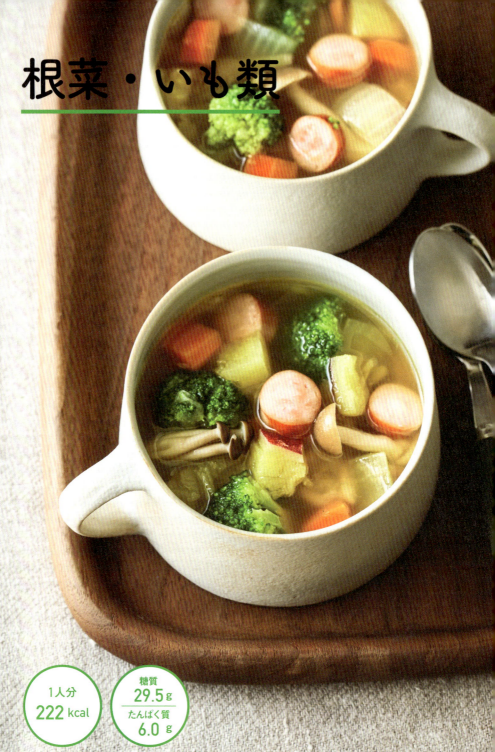

1人分 222 kcal

糖質 29.5 g
たんぱく質 6.0 g

さつまいもの コンソメスープ 洋風

野菜のうまみがしっかりと出るので、味つけはシンプルに。
さつまいもは皮に食物繊維が多いので、そのまま使うのがベスト！

材料（2人分）

さつまいも（さいの目切り）…140g
ブロッコリー（小房に分ける）…60g
玉ねぎ（さいの目切り）…1/2個
にんじん（さいの目切り）…1/4本
しめじ（ほぐす）…30g
ウインナーソーセージ（1cm幅に切る）…2本
A | 水…400mℓ
　 | コンソメ（顆粒）…大さじ1 1/3
　 | 塩…少々
オリーブ油…小さじ1

作り方

1. 鍋にオリーブ油を中火で熱し、A以外のすべての材料を入れて炒める（a）。

2. 油が全体に回ったらAを加え（b）、煮立ったらふたをして弱火でさつまいもがやわらかくなるまで煮る。

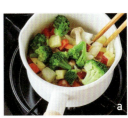

具材は油で炒めてから煮ることで、コクがアップ

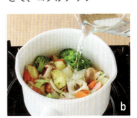

油が全体に回ったら水と調味料を加えて

MEMO
さつまいもは食物繊維が豊富で、腸活にもおすすめ。腹持ちもよく、満腹感にもつながりやすい

PART 4 野菜 根菜・いも類

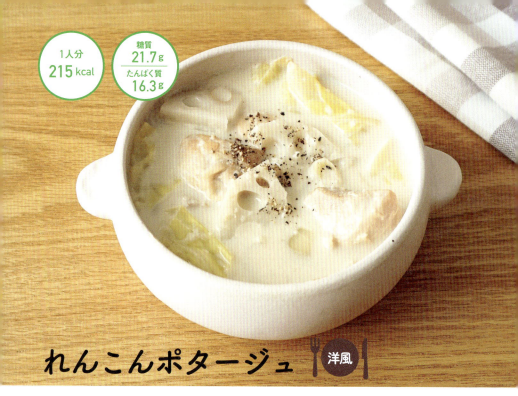

1人分 215 kcal / 糖質 21.7g / たんぱく質 16.3g

れんこんポタージュ 洋風

れんこんはすりおろしてスープに入れるとトロッと食感に！
豆乳を使ってポタージュにすれば、たんぱく質をプラスできます。

材料（2人分）

れんこん（5mm厚さ8枚をいちょう切り、残りはすりおろす）…150g
鶏もも肉（皮を除いてひと口大に切る）…100g
キャベツ（ざく切り）…100g
玉ねぎ（薄切り）…½個
A｜水…200ml
　｜コンソメ（顆粒）…大さじ2
無調整豆乳…200ml
オリーブ油…小さじ1
粗びき黒こしょう…適量

作り方

1. 鍋にオリーブ油を中火で熱し、鶏肉を炒める。肉の色が変わってきたらいちょう切りにしたれんこん、キャベツ、玉ねぎを加えてさらに炒める。

2. 玉ねぎが透き通ってきたらAを加え、煮立ったらふたをして弱火で8分ほど煮る。すりおろしたれんこんを加え、ひと煮立ちさせる。火を止めて無調整豆乳を加え、豆乳が沸騰しないように弱火で加熱する。

3. 器に盛り、粗びき黒こしょうをふる。

PART 4 野菜 根菜・いも類

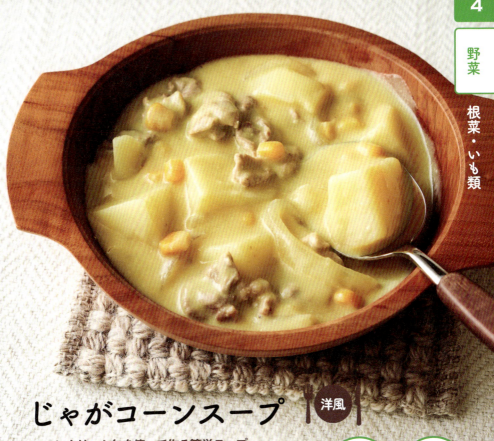

じゃがコーンスープ 洋風

コーンクリーム缶を使って作る簡単スープ。
ゴロゴロと入ったじゃがいもは食べ応え十分です。

1人分 341 kcal
糖質 28.0 g
たんぱく質 17.8 g

材料（2人分）

じゃがいも（小さめのひと口大に切る）
　…3個（200g）
豚こま切れ肉
　（大きいものはひと口大に切る）…100g
玉ねぎ（薄切り）…1/2個
コーンクリーム缶…1缶（190g）
無調整豆乳…200ml
コンソメ（顆粒）…大さじ1
塩…適量
バター…10g

作り方

1 耐熱容器にじゃがいも、水大さじ1を入れてラップをかけ、電子レンジ（600W）で2分加熱する。

2 鍋にバターを中火で溶かし、豚肉を炒める。肉の色が変わってきたら**1**、玉ねぎを加えてさらに炒める。

3 じゃがいもが透き通ってきたらコーンクリーム、無調整豆乳、コンソメを加えてひと煮立ちさせる。塩を加えて味をととのえる。

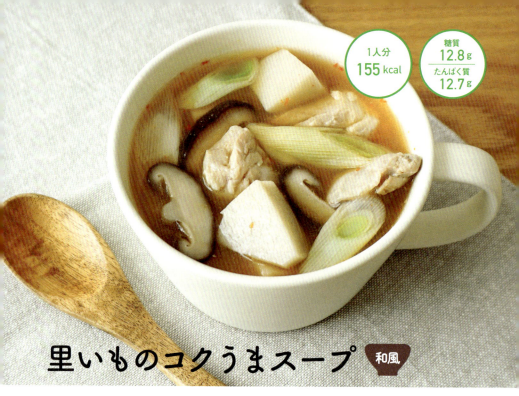

1人分 155 kcal
糖質 12.8g
たんぱく質 12.7g

里いものコクうまスープ 和風

里いものねっとり感で、満足感の高い一杯に。
豆板醤とごま油の風味が食欲をそそります！

材料（2人分）

里いも（ひと口大に切る）…2個
鶏もも肉（皮を除いてひと口大に切る）
　…100g
しいたけ（薄切り）…2枚
長ねぎ（1cm幅の斜め切り）…½本
しょうが（すりおろす）…1かけ
豆板醤…小さじ1
A　水…400ml
　　みそ…大さじ1
　　みりん…小さじ2
　　鶏がらスープの素（顆粒）、
　　　しょうゆ…各小さじ1
ごま油…小さじ1

作り方

1. 鍋にごま油を弱火で熱し、しょうが、豆板醤を炒める。香りが立ったら鶏肉を加えて中火で炒め、肉の色が変わってきたら里いもを加えてさらに炒める。

2. 油が全体に回ったらしいたけ、長ねぎ、Aを加え、煮立ったらふたをして弱火で里いもがやわらかくなるまで煮る。

MEMO

里いもはビタミン、ミネラルが豊富でしかも低糖質。ダイエット中のもの足りなさを補うときにも◯

大根と鶏のスープ 和風

鶏肉のうまみがしみた大根がしみじみおいしい！
大根は整腸作用があり、コレステロールを下げたり、便秘解消にも。

材料（2人分）

大根（拍子木切り）…150g
鶏もも肉（皮を除いてひと口大に切る）
　…100g
長ねぎ（小口切り）…1/2本
小松菜（1cm幅に切る）…1株
しょうが（すりおろす）…1かけ
A｜水…400ml
　｜白だし、しょうゆ、
　｜　みりん、酒…各大さじ1
ごま油…小さじ1

作り方

1. 鍋にごま油を中火で熱し、鶏肉を炒める。肉の色が変わってきたら大根を加えてさらに炒める。

2. 大根が透き通ってきたら長ねぎ、小松菜、しょうが、Aを加え、煮立ったらふたをして弱火で5分ほど煮る。

PART 4 野菜 根菜・いも類

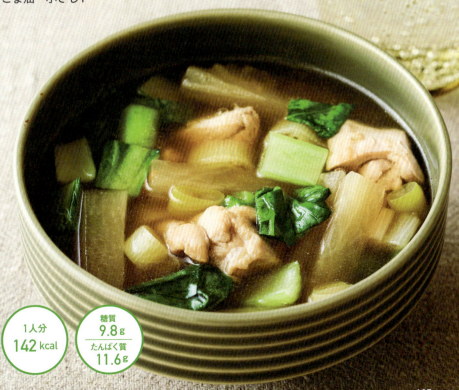

1人分 142kcal
糖質 9.8g
たんぱく質 11.6g

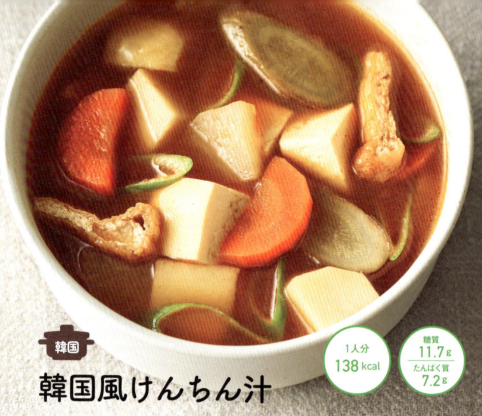

韓国

韓国風けんちん汁

1人分 138 kcal
糖質 11.7g
たんぱく質 7.2g

根菜がたっぷり入ったすまし汁を韓国風にアレンジ。
ごぼうや大根、にんじんで食物繊維をたっぷり摂取して。

材料（2人分）

大根（5mm厚さのいちょう切り）…50g
ごぼう（斜め薄切り）…10cm
里いも（ひと口大に切る）…1個
にんじん（5mm厚さの半月切り）…1/4本
長ねぎ（斜め薄切り）…10cm
油揚げ（細切り）…1/2枚
木綿豆腐（2cm角に切る）…100g
A　水…400ml
　　めんつゆ（3倍濃縮）…大さじ2
　　コチュジャン…小さじ1
　　しょうゆ、酢…各小さじ1/2
ごま油…小さじ1

作り方

1. 鍋にごま油を中火で熱し、大根、ごぼう、里いも、にんじん、長ねぎ、油揚げを炒める。

2. 大根が透き通ってきたら豆腐、Aを加え、煮立ったらふたをして弱火で8分ほど煮る。

MEMO

大根には消化酵素が含まれているので、食事の消化を助ける働きが。食物繊維も豊富

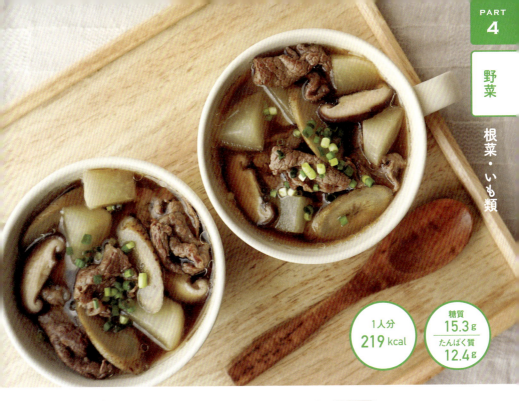

PART 4 野菜 根菜・いも類

1人分 219 kcal
糖質 15.3g
たんぱく質 12.4g

ごぼうと牛肉のスープ

牛肉に含まれるL-カルニチンが脂肪燃焼をサポート。
血糖値の急上昇を防ぐ働きのあるごぼうが、いい味を出しています。

材料（2人分）

- ごぼう（斜め薄切り）…10cm
- 牛こま切れ肉（大きいものはひと口大に切る）…100g
- かぶ（ひと口大に切る）…2個
- しいたけ（薄切り）…3枚
- A
  - 水…400ml
  - めんつゆ（3倍濃縮）…大さじ3
  - 酒、みりん…各大さじ1
  - しょうゆ…小さじ2
- ごま油…小さじ1
- 小ねぎ（小口切り）…適量

作り方

1. 鍋にごま油を中火で熱し、牛肉を炒める。肉の色が変わってきたらごぼう、かぶ、しいたけを加えてさらに炒める。
2. 油が全体に回ったらAを加え、煮立ったらふたをして弱火で8分ほど煮る。
3. 器に盛り、小ねぎを散らす。

食材別 INDEX

肉類・肉加工品

■牛肉
ごぼうと牛肉のスープ ……………109

■豚肉
豚肉とこんにゃくの和風スープ … 21
かぼちゃの豆乳スープ ……………26
肉巻きトマトスープ ………………40
ちゃんぽんスープ …………………42
ピリ辛豚プロ豆乳スープ …………43
豚の卵おろしスープ ………………44
豚にらキムチスープ ………………45
カムジャタン ………………………46
ビビンパスープ ……………………47
豚肉とたけのこの中華スープ … 48
豚肉の和風カレースープ …………49
厚揚げのあんかけスープ …………78
丸ごと豆腐スープ …………………81
辛くない白いスンドゥブ …………83
豚かに焼き …………………………87
八宝菜スープ ………………………93
温活キムチスープ …………………95

■鶏肉
鶏五目スープ ………………………16
鶏肉のねぎ塩スープ ………………22
鶏肉と桜えびのスープ ……………30
鶏のトマトみそスープ ……………32
鶏肉の切り干し大根スープ ………33
塩ちゃんこスープ …………………34
鶏肉のゆずこしょうスープ ………35
参鶏湯 ………………………………36
鶏とちくわの春雨スープ …………37
トマトチキンスープ ………………38
おいもとチキンのスープ …………39
うま辛鶏キムチ ……………………87
切り干し親子丼 ……………………88
チンゲン菜と鶏肉のうま塩スープ
………………………………………94
ピリ辛みそキムチスープ …………96
れんこんポタージュ ……………104
里いものコクうまスープ ………106
大根と鶏のスープ ………………107

■豚ひき肉
担々キャベツスープ ………………14
かぶとそぼろのあんかけスープ … 19

麻婆白菜スープ ……………………24
麻婆しらたきスープ ………………50
包まないワンタンスープ …………53
ハンバーグスープ …………………55
チリコンカンスープ ………………56
担々もやしスープ …………………57
豚にらたまスタミナスープ ………74
レンチン焼売 ………………………85
たっぷりなすのキーマスープ …101

■鶏ひき肉
白菜と鶏団子の春雨スープ ………52
鶏そぼろの塩麹スープ ……………54
鶏のエスニックスープ ……………61
ねぎ塩れんこんつくね ……………84
なすの甘酢挟み焼き ………………85
ワンパンもやしバーグ ……………86
ピリ辛麻婆うどん …………………88

■ウインナーソーセージ
コーンチャウダー …………………18
丸ごとトマトスープ ………………62
さつまいものコンソメスープ … 102

魚介類・魚介加工品・海藻類

■あさり
和風クラムチャウダー ……………69

■えび
ちゃんぽんスープ …………………42
えびとブロッコリーの豆乳スープ
………………………………………64
えび団子とレタスのスープ ………66
トムヤムクン ………………………68

■鮭・たら
白身魚のチゲスープ ………………67
鮭とレモンのスープ ………………70

■さば缶・ツナ缶・ほたて水煮缶
ほたてのうまみスープ ……………59
ツナトマトスープ …………………60
さば缶のミネストローネ …………71
ツナとわかめの卵スープ …………76

■かに風味かまぼこ
豚かに焼き …………………………87

■桜えび・しらす
鶏と桜えびのスープ ………………30
はんぺんみそ汁 ……………………60
しらすと豆苗のかきたまスープ … 61

■さつま揚げ・ちくわ
鶏とちくわの春雨スープ …………37
キャベツとさつま揚げのスープ … 97

■シーフードミックス
海鮮卵スープ ………………………62

■はんぺん
はんぺんみそ汁 ……………………60

■めかぶ・もずく
ピリ辛もずくスープ ………………62
豆腐とめかぶの和風スープ ………80

野菜

■オクラ
オクラと豆腐のさっぱり梅スープ
………………………………………59

■かぶ
かぶとそぼろのあんかけスープ … 19

■かぼちゃ・ズッキーニ
かぼちゃの豆乳スープ ……………26
ハンバーグスープ …………………55
鮭とレモンのスープ ………………70

■キャベツ
担々キャベツスープ ………………14
巣ごもりスープ ……………………77
レンチン焼売 ………………………85
キャベツとさつま揚げのスープ … 97

■小松菜・チンゲン菜
小松菜と餃子のスープ ……………92
チンゲン菜と鶏肉のうま塩スープ
………………………………………94

■ごぼう
ごぼうと牛肉のスープ …………109

■大根・切り干し大根
鶏肉の切り干し大根スープ ………33
塩ちゃんこスープ …………………34
切り干し親子丼 ……………………88
大根と鶏のスープ ………………107
韓国風けんちん汁 ………………108

■たけのこ
豚肉とたけのこの中華スープ … 48

110

■トマト・トマト缶・トマトジュース・ミニトマト

鶏のトマトみそスープ ·············· 32
トマトチキンスープ ················ 38
肉巻きトマトスープ ················ 40
ツナトマトスープ ···················· 60
丸ごとトマトスープ ················ 62
トムヤムクン ························ 68
さば缶のミネストローネ·········· 71
トマたまスープ ···················· 100

■長ねぎ
鶏肉のねぎ塩スープ ·············· 22
参鶏湯 ···························· 36

■なす
なすの甘酢挟み焼き ·············· 85
たっぷりなすのキーマスープ ···101

■にんじん
あったかしょうがスープ ·········· 27
ビビンバスープ···················· 47
鶏そぼろの塩麹スープ ············ 54

■白菜
麻婆白菜スープ ·················· 24
鶏肉のゆずこしょうスープ ········ 35
白菜と鶏団子の春雨スープ ······ 52
白菜のうまとろスープ ············ 90
八宝菜スープ······················ 93

■パプリカ
鶏のエスニックスープ·············· 61

■ブロッコリー
ピリ辛豚ブロ豆乳スープ ·········· 43
豚肉の和風カレースープ ·········· 49
ほたてのうまみスープ ·············· 59
えびとブロッコリーの豆乳スープ
······························ 64

■コーン（冷凍）・コーンクリーム缶
コーンチャウダー···················· 18
もやしとコーンのみそバタースープ
······························ 98
じゃがコーンスープ ·············· 105

■もやし
担々もやしスープ ·················· 57
厚揚げのコクうまスープ·········· 82
ワンパンもやしバーグ ·············· 86
もやしとコーンのみそバタースープ
······························ 98

■レタス
えび団子とレタスのスープ ········ 66

■れんこん
ねぎ塩れんこんつくね·············· 84
れんこんポタージュ ·············· 104

きのこ類

■しいたけ
きのこづくしのうまだしスープ ··· 58
きのこたっぷりデトックス卵スープ
······························ 75

■なめこ
なめこと豆腐の中華スープ ······· 20
きのこづくしのうまだしスープ ·· 58

いも類

■さつまいも
おいもとチキンのスープ·········· 39
さつまいものコンソメスープ ··· 102

■里いも
里いものコクうまスープ ·········· 106

■じゃがいも
カムジャタン ······················ 46
和風クラムチャウダー·············· 69
じゃがコーンスープ ·············· 105

■長いも
とろたま中華スープ ·············· 72
長いもグラタン······················ 86

こんにゃく・しらたき

鶏五目スープ ······················ 16
豚肉とこんにゃくの和風スープ ·· 21
麻婆しらたきスープ ················ 50

卵

豚の卵おろしスープ ················ 44
しらすと豆苗のかきたまスープ ··· 61
海鮮卵スープ························ 62
とろたま中華スープ ················ 72
豚にらたまスタミナスープ ········ 74
きのこたっぷりデトックス卵スープ
······························ 75
ツナとわかめの卵スープ·········· 76
巣ごもりスープ···················· 77
トマたまスープ···················· 100

豆類・豆加工品

■厚揚げ
厚揚げのあんかけスープ ········· 78
厚揚げのコクうまスープ·········· 82
長いもグラタン······················ 86

■豆腐
なめこと豆腐の中華スープ ······· 20
あったかしょうがスープ ·········· 27
オクラと豆腐のさっぱり梅スープ
······························ 59
ピリ辛もずくスープ ·············· 62
豆腐とめかぶの和風スープ······· 80
丸ごと豆腐スープ ·················· 81
辛くない白いスンドゥブ ·········· 83
白菜のうまとろスープ ·············· 90
韓国風けんちん汁 ·············· 108

■ミックスビーンズ
チリコンカンスープ ················ 56

漬物類

■キムチ
豚にらキムチスープ ·············· 45
白身魚のチゲスープ ·············· 67
うま辛鶏キムチ···················· 87
温活キムチスープ ·················· 95
ピリ辛みそキムチスープ·········· 96

主食・その他

■うどん
ピリ辛麻婆うどん···················· 88

■ワンタンの皮
包まないワンタンスープ·········· 53

■餃子
小松菜と餃子のスープ ············ 92

111

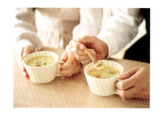

しょーはる夫婦

「しょー（夫）」と「はる（妻）」の夫婦で活動している料理研究家。一杯でたくさんの栄養がとれる具だくさんスープなど、おいしくて簡単なダイエットレシピをSNSで発信している。臨床栄養医学指導士、Nadia Artist、Yahoo! ニュースエキスパート。本書が初の著書。
Instagram @shoharu_recipe

デザイン／岡 睦（mocha design）
撮影／林 紘輝（扶桑社）
スタイリング／片山愛沙子
撮影協力／UTUWA
校正／小出美由規
栄養価計算／中西由紀
DTP／Sun Fuerza
制作協力／葛城嘉紀、黒澤 佳（Nadia株式会社）
編集協力／丸山みき、樫村悠香、秋武絵美子、永野廣美（SORA企画）
編集／斉田麻理子（扶桑社）

しっかり食べてラクやせ！
具だくさんヘルシースープ

発行日　2025年3月 1 日　初版第1刷発行
　　　　2025年7月20日　　第5刷発行

著者　　しょーはる夫婦
発行者　秋尾弘史
発行所　株式会社 扶桑社
　　　　〒105-8070
　　　　東京都港区海岸1-2-20　汐留ビルディング
　　　　電話　03-5843-8842（編集）
　　　　　　　03-5843-8143（メールセンター）
　　　　www.fusosha.co.jp

印刷・製本　TOPPANクロレ株式会社

定価はカバーに表示してあります。
造本には十分注意しておりますが、落丁・乱丁（本のページの抜け落ちや順序の間違い）の場合は、小社メールセンター宛にお送りください。送料は小社負担でお取り替えいたします（古書店で購入したものについては、お取り替えできません）。
なお、本書のコピー、スキャン、デジタル化等の無断複製は著作権法上の例外を除き禁じられています。本書を代行業者等の第三者に依頼してスキャンやデジタル化することは、たとえ個人や家庭内での利用でも著作権法違反です。

©shoharufuufu 2025　Printed in Japan
ISBN978-4-594-09966-4